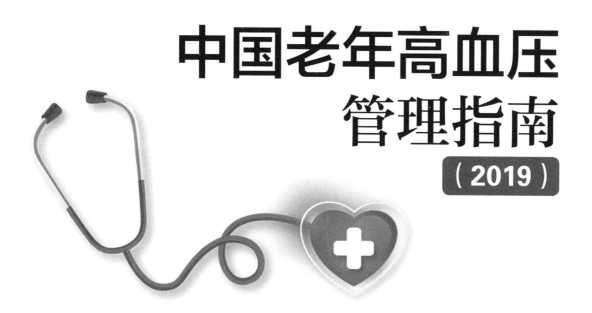

中国老年高血压管理指南（2019）

中国老年医学学会高血压分会
国家老年疾病临床医学研究中心 中国老年心血管疾病防治联盟　编著

U0235311

人民卫生出版社

图书在版编目（CIP）数据

中国老年高血压管理指南 . 2019 / 中国老年医学学会高血压分会，国家老年疾病临床医学研究中心中国老年心血管疾病防治联盟编著 . —北京：人民卫生出版社，2019

ISBN 978-7-117-28402-8

Ⅰ. ①中… Ⅱ. ①中…②国… Ⅲ. ①老年病 – 高血压 – 诊疗 – 指南 Ⅳ. ①R544.1–62

中国版本图书馆 CIP 数据核字（2019）第 063700 号

人卫智网	www.ipmph.com	医学教育、学术、考试、健康，购书智慧智能综合服务平台
人卫官网	www.pmph.com	人卫官方资讯发布平台

中国老年高血压管理指南（2019）

编　　著：中国老年医学学会高血压分会
　　　　　国家老年疾病临床医学研究中心中国老年心血管疾病防治联盟
出版发行：人民卫生出版社（中继线 010-59780011）
地　　址：北京市朝阳区潘家园南里 19 号
邮　　编：100021
E - mail：pmph @ pmph.com
购书热线：010-59787592　　010-59787584　　010-65264830
印　　刷：三河市尚艺印装有限公司
经　　销：新华书店
开　　本：787×1092　1/16　**印张：**5
字　　数：87 千字
版　　次：2019 年 5 月第 1 版　2019 年 5 月第 1 版第 1 次印刷
标准书号：ISBN 978-7-117-28402-8
定　　价：18.00 元

打击盗版举报电话：010-59787491　E-mail：WQ @ pmph.com
（凡属印装质量问题请与本社市场营销中心联系退换）

《中国老年高血压管理指南(2019)》
制定与审核专家委员会

主任委员：

华　琦（首都医科大学宣武医院）

范　利（中国人民解放军总医院）

副主任委员（按姓氏汉语拼音排序）：

蔡　军（中国医学科学院阜外医院）

陈鲁原（广东省人民医院）

陈伟伟（中国医学科学院阜外医院）

高平进（上海交通大学医学院附属瑞金医院）

郭艺芳（河北省人民医院）

何　青（北京医院）

李　静（首都医科大学宣武医院）

李南方（新疆维吾尔自治区人民医院）

李为民（哈尔滨医科大学第一附属医院）

李　悦（哈尔滨医科大学第一附属医院）

刘梅林（北京大学第一医院）

孙宁玲（北京大学人民医院）

王　文（中国医学科学院阜外医院）

谢良地（福建医科大学附属第一医院）

杨进刚（中国医学科学院阜外医院）

袁　洪（中南大学湘雅三院）

指南撰写工作组

组　长：

李　静（首都医科大学宣武医院）

范　利（中国人民解放军总医院）

华　琦（首都医科大学宣武医院）

执笔专家（按姓氏汉语拼音排序）：

蔡　军（中国医学科学院阜外医院）

陈鲁原（广东省人民医院）

陈伟伟（中国医学科学院阜外医院）

陈晓平（四川大学华西医院）

范　利（中国人民解放军总医院）

郭艺芳（河北省人民医院）

何　青（北京医院）

胡亦新（中国人民解放军总医院）

华　琦（首都医科大学宣武医院）

姜一农（大连医科大学第一附属医院）

李　静（首都医科大学宣武医院）

李南方（新疆维吾尔自治区人民医院）

李为民（哈尔滨医科大学第一附属医院）

李　燕（上海交通大学医学院附属瑞金医院）

李　勇（复旦大学附属华山医院）

李　悦（哈尔滨医科大学第一附属医院）

马青峰（首都医科大学宣武医院）

皮　林（北京市垂杨柳医院）

宋海庆（首都医科大学宣武医院）

孙希鹏（首都医科大学宣武医院）

王　青（首都医科大学附属北京复兴医院）

王增武（中国医学科学院阜外医院）

吴海英（中国医学科学院阜外医院）

吴海云（中国人民解放军总医院）

谢良地（福建医科大学附属第一医院）

杨进刚（中国医学科学院阜外医院）

杨　伟（首都医科大学宣武医院）

指南讨论专家（按姓氏汉语拼音排序）：

蔡　军（中国医学科学院阜外医院）

曹　剑（中国人民解放军总医院）

陈步星（首都医科大学附属北京天坛医院）

陈　红（北京大学人民医院）

陈鲁原（广东省人民医院）

陈伟伟（中国医学科学院阜外医院）

陈晓平（四川大学华西医院）

陈源源（北京大学人民医院）

丛洪良（天津胸科医院）

党爱民（中国医学科学院阜外医院）

范　利（中国人民解放军总医院）

范振兴（首都医科大学宣武医院）

方宁远（上海交通大学医学院附属仁济医院）

冯颖青（广东省人民医院）

付　研（首都医科大学附属北京同仁医院）

高海青（山东大学齐鲁医院）

高平进（上海交通大学医学院附属瑞金医院）

郭彩霞（首都医科大学附属北京天坛医院）

郭金成（首都医科大学附属北京潞河医院）

郭　军（中国人民解放军总医院）

郭艺芳（河北省人民医院）

韩清华（山西医科大学第一医院）

何　青（北京医院）

胡大一（北京大学人民医院）

胡少东（首都医科大学宣武医院）

胡亦新（中国人民解放军总医院）

华　琦（首都医科大学宣武医院）

姜一农（大连医科大学第一附属医院）

李博宇（首都医科大学宣武医院）

李东宝（首都医科大学附属北京友谊医院）

王德昭（首都医科大学附属北京友谊医院）

王继光（上海交通大学医学院附属瑞金医院）

王 青（首都医科大学附属北京复兴医院）

王 文（中国医学科学院阜外医院）

王艳玲（首都医科大学宣武医院）

王增武（中国医学科学院阜外医院）

闻 静（北京市海淀医院）

吴海英（中国医学科学院阜外医院）

吴海云（中国人民解放军总医院）

喜 杨（北京大学人民医院）

谢建洪（浙江省人民医院）

谢良地（福建医科大学附属第一医院）

许立庆（首都医科大学宣武医院）

严晓伟（北京协和医院）

杨进刚（中国医学科学院阜外医院）

杨 伟（首都医科大学宣武医院）

杨新春（首都医科大学附属北京朝阳医院）

杨永曜（贵州省人民医院）

衣 欣（北京市回民医院）

尹新华（哈尔滨医科大学附属第一医院）

袁 洪（中南大学湘雅三院）

占平云（南安市海都医院）

张福春（北京大学第三医院,北京市海淀医院）

张 丽（中国人民解放军总医院）

张亮清（山西省心血管病医院）

张维忠（上海交通大学医学院附属瑞金医院）

张新军（四川大学华西医院）

张钰聪（首都医科大学宣武医院）

赵洛沙（郑州大学第一附属医院）

赵兴山（北京积水潭医院）

赵兴胜（内蒙古自治区人民医院）

赵雪燕（中国医学科学院阜外医院）

郑　杨（吉林大学第一附属医院）

祝之明（第三军医大学大坪医院）

秘　书：

诸国华（首都医科大学宣武医院）

前言

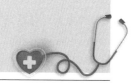

　　人口老龄化已经成为重大的社会问题，至 2017 年末，我国 65 周岁及以上人口 15 831 万人，占总人口的 11.4%。为了积极应对人口变化带来的挑战，我国卫生行业遵循"健康老龄化"的原则，从"以疾病治疗为中心"，转变为"以人民健康为中心"，坚决贯彻"预防为主"的理念，进一步推进卫生和健康事业发展。

　　高血压是最常见的慢性病之一。半数以上的老年人患有高血压，而在 80 岁以上的高龄人群中，高血压的患病率接近 90%，是罹患脑卒中、心肌梗死乃至造成心血管死亡的首要危险因素。近年来，我国高血压防控事业取得了令人瞩目的成绩。2015 年统计显示，老年高血压控制率为 18.2%，较 2002 年的 7.6% 有了显著提升。但是，这一控制率与"健康老龄化"的要求仍有较大差距，老年高血压防控仍然任重而道远。包括我国高血压防治指南在内的各国指南中，都对老年高血压进行了阐述，但均篇幅有限。迄今为止，尚无专门针对老年人的高血压防治指南。老年人是一个独特的群体，高血压的预防、诊断、评估和治疗策略与一般人群显著不同。因此，迫切需要一部以老年高血压患者为关注对象的指南用于临床实践，进一步提升我国老年高血压管理的质量。

　　在国家卫生健康委员会疾病预防控制局的支持下，中国老年医学学会高血压分会发起，联合国家老年疾病临床医学研究中心中国老年心血管疾病防治联盟，成立了《中国老年高血压管理指南》筹备委员会。在一年半的时间里，组织国内高血压领域专家，参照国际和国内指南制订的流程，完成了文献检索、框架设定、内容撰写、证据等级和推荐级别评估，并组织了多次讨论和修订。针对老年人血压测量、降压目标、特定人群的治疗、血压波动、功能保存、多重用药、血压管理等问题做了详细阐述。撰写过程中，除了借鉴国外人群的相关数据，尤其注重以中国人群为研究对象的高水平临床试验的结果，并结合我国老年高血压防治的实际情况和临床经验。经过 2018 年底的两次定稿会，《中国老年高血压管理

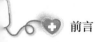

指南（2019）》（以下简称《指南》）终于在 2019 年 1 月完稿。这是一部具有鲜明特色、紧密结合临床、证据与实践相结合的指南，尤其适合我国老年高血压患者。本《指南》的发表，对于我国老年高血压防控事业具有重要意义。

中国老年医学学会高血压分会

国家老年疾病临床医学研究中心中国老年心血管疾病防治联盟

2019 年 1 月

本《指南》对推荐类别和证据分级的定义和具体表述如表一、表二。

表一　推荐类别

推荐类别	定义	建议使用的表述
Ⅰ类	证据和（或）总体一致认为，该治疗或方法有益、有用或有效	推荐／有指征
Ⅱ类	关于该治疗或方法的用途／疗效，证据不一致和（或）观点有分歧	
Ⅱa类	证据／观点倾向于有用／有效	应该考虑
Ⅱb类	证据／观点不足以确立有用／有效	可以考虑
Ⅲ类	证据和（或）专家一致认为，该治疗或方法无用／无效，在某些情况下可能有害	不推荐

表二　证据等级

证据分级	定义
A级	数据来自多项随机对照临床试验或由随机对照临床试验组成的荟萃分析
B级	数据来自单项随机临床试验或多个大型非随机对照研究
C级	数据来自专家共识和（或）小规模研究、回顾性研究或登记注册研究

目录

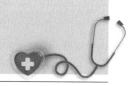

1 概述 001

1.1 老年高血压的定义与分级 ……………………… 001
1.2 老年高血压的流行现状 …………………………… 002
1.3 老年高血压的特点 ………………………………… 002

2 诊断和评估 004

2.1 血压测量 …………………………………………… 004
  2.1.1 诊室血压测量 ……………………………… 004
  2.1.2 诊室外血压测量 …………………………… 004
2.2 病史、体格检查和实验室检查 …………………… 005
2.3 高血压危险分层 …………………………………… 006
  2.3.1 危险因素评估 ……………………………… 006
  2.3.2 靶器官损害筛查 …………………………… 007
  2.3.3 伴发的相关临床疾病 ……………………… 007
  2.3.4 危险分层 …………………………………… 007
2.4 衰弱评估和认知功能保存 ………………………… 008
  2.4.1 老年高血压的衰弱评估 …………………… 008
  2.4.2 老年高血压与认知障碍 …………………… 009

3 治疗 010

3.1 概述 ………………………………………………… 010
  3.1.1 降压治疗的目的 …………………………… 010
  3.1.2 综合干预危险因素 ………………………… 010

3.1.3 推荐起始药物治疗的血压值和降压目标值 ·············· 010

3.2 **非药物治疗** ··· 011

3.2.1 健康饮食 ·· 011

3.2.2 规律运动 ·· 011

3.2.3 戒烟限酒 ·· 011

3.2.4 保持理想体重 ·· 011

3.2.5 改善睡眠 ·· 011

3.2.6 注意保暖 ·· 012

3.3 **药物治疗** ··· 012

3.3.1 老年人降压药物应用的基本原则 ······························ 012

3.3.2 常用降压药物的种类和作用特点 ······························ 012

3.3.3 降压药物的联合应用 ·· 017

3.3.4 降压治疗后的随访 ·· 018

3.4 **特定老年人群的降压治疗** ···································· 018

3.4.1 高龄老年高血压 ·· 018

3.4.2 高血压合并脑血管病 ·· 019

3.4.3 高血压合并冠心病 ·· 019

3.4.4 高血压合并心力衰竭 ·· 020

3.4.5 高血压合并慢性肾脏病 ······································ 020

3.4.6 高血压合并糖尿病 ·· 021

3.4.7 难治性高血压的处理 ·· 022

3.4.8 高血压急症与亚急症 ·· 023

3.4.9 高血压合并心房颤动 ·· 024

3.4.10 围手术期高血压的处理 ····································· 028

3.5 **老年人异常血压波动** ·· 028

3.5.1 老年高血压合并体位性血压波动 ······························ 028

3.5.2 昼夜节律异常 ·· 030

3.5.3 餐后低血压 ·· 030

3.5.4 晨峰血压升高 ·· 031

3.5.5 长时血压变异 ·· 032

3.5.6 白大衣性高血压 ·· 032

3.6 老年继发性高血压 ··· 032

　3.6.1 肾实质性高血压 ··· 032

　3.6.2 原发性醛固酮增多症 ··· 033

　3.6.3 肾动脉狭窄 ··· 033

　3.6.4 阻塞型睡眠呼吸暂停低通气综合征 ···························· 034

　3.6.5 药物相关性高血压 ·· 034

❹ 社区支持和远程管理   036

4.1 社区支持 ··· 036

　4.1.1 随访支持 ··· 036

　4.1.2 健康教育 ··· 036

　4.1.3 环境支持 ··· 036

　4.1.4 人文关怀 ··· 036

4.2 远程管理 ··· 037

　4.2.1 高血压远程管理的优势 ··· 037

　4.2.2 高血压远程管理的内容 ··· 037

❸ 考文献   038

1 概述

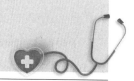

1.1 老年高血压的定义与分级

年龄≥65 岁,在未使用降压药物的情况下,非同日 3 次测量血压,收缩压(systolic blood pressure,SBP)≥140mmHg 和(或)舒张压(diastolic blood pressure,DBP)≥90mmHg,可诊断为老年高血压。曾明确诊断高血压且正在接受降压药物治疗的老年人,虽然血压 <140/90mmHg,也应诊断为老年高血压。老年高血压的分级方法与一般成年人相同(表 1-1)。

表 1-1　老年人血压水平的定义与分级[1]

分级	收缩压 /mmHg		舒张压 /mmHg
正常血压	<120	和	<80
正常高值	120~139	和(或)	80~89
高血压	≥140	和(或)	≥90
1 级高血压	140~159	和(或)	90~99
2 级高血压	160~179	和(或)	100~109
3 级高血压	≥180	和(或)	≥110
单纯收缩期高血压	≥140	和	<90

注:当收缩压与舒张压分属不同级别时,以较高的级别为准;单纯收缩期高血压按照收缩压水平分级

上述定义与分类的依据是诊室坐位血压测量结果。近年来我国家庭自测血压与动态血压监测应用日益广泛,已成为诊室血压测量的重要补充。但由于血压测量设备的标准化与质量控制方面有待进一步完善,目前尚不把诊室外血压测量结果作为诊断老年高血压的独立依据。

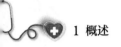

1.2 老年高血压的流行现状

1991 年全国高血压抽样调查资料显示,我国≥60 岁老年人高血压患病率是 40.4%[2],2002 年全国营养调查显示患病率是 49.1%[3],2012—2015 年全国高血压分层多阶段随机抽样横断面调查资料显示患病率为 53.2%[4],患病率总体呈增高趋势。老年人群高血压患病率随增龄而显著增高,男性患病率为 51.1%,女性患病率为 55.3%[4]。农村地区居民高血压患病率增长速度较城市快[4]。

2012—2015 年调查显示,60 岁以上人群高血压的知晓率、治疗率和控制率分别为 57.1%、51.4% 和 18.2%,较 2002 年明显增高(表 1-2)[3]。对不同人口学特征进行比较,知晓率、治疗率和控制率均为女性高于男性,高血压治疗率城市显著高于农村[5];与我国北方地区相比,南方地区高血压患者的知晓率、治疗率和控制率较高[6-7];对不同民族进行比较,少数民族居民的高血压治疗率和控制率低于汉族[8]。值得注意的是,我国人群高血压"三率"仍处于较低的水平,老年高血压患者血压的控制率并未随着服药数量的增加而改善[9]。

表 1-2 我国两次高血压患病率、知晓率、治疗率和控制率调查结果

年份	年龄 / 岁	患病率 /%	知晓率 /%	治疗率 /%	控制率 /%
2002	≥60	49.1	37.6	32.2	7.6
2012—2015	≥60	53.2	57.1	51.4	18.2

1.3 老年高血压的特点

随着年龄增长,大动脉弹性下降,动脉僵硬度增加;压力感受器反射敏感性和 β 肾上腺素能神经系统反应性降低;肾脏维持离子平衡能力下降。老年人血压神经-体液调节能力下降,表现为容量负荷增多和血管外周阻力增加[10]。

老年高血压患者常见 SBP 升高和脉压增大。我国人群统计,老年单纯收缩期高血压患病率为 21.5%,占老年高血压总人数的 53.21%[11]。随着年龄增长,钙化性瓣膜病发生率增高,超声心动图可明确诊断。严重主动脉瓣狭窄者,不能过度降压,以免影响重要脏器的血供;若脉压过大,SBP 明显升高且 DBP 水平 <50mmHg,应注意合并主动脉瓣关闭不全的可能。

由于血压调节能力下降,老年人的血压水平易受各种因素,如体位、进餐、情绪、季节或温度等影响,称为异常血压波动。最常见为体位性低血压、餐后低血压和血压昼夜节律异常等。

高龄老年高血压患者常伴有多种危险因素和相关疾病,合并糖尿病、高脂血症、冠心病、肾功能不全和脑血管病的检出率分别为 39.8%、51.6%、52.7%、19.9% 和 48.4%[12]。

老年高血压患者伴有严重动脉硬化时,可出现袖带加压时难以压缩肱动脉,所测血压值高于动脉内测压值的现象,称为假性高血压。通过无创中心动脉压检测可获得相对较为准确的血压值。假性高血压发生率随年龄增长而增高[13]。当 SBP 测量值异常升高,但未合并相关靶器官损害或药物降压治疗后即出现低血压症状时,应考虑假性高血压可能。假性高血压可导致过度降压治疗,SBP 过低在高龄患者可引起跌倒、衰弱等不良预后的增加[12]。

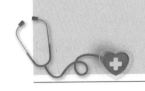

2 诊断和评估

老年高血压的诊断性评估包括以下内容:①确定血压水平;②了解心血管危险因素;③明确引起血压升高的可逆和(或)可治疗的因素,如:有无继发性高血压;④评估靶器官损害和相关临床情况,判断可能影响预后的合并疾病。通过上述评估,有助于指导老年高血压患者的治疗。

2.1 血压测量

血压测量是评估血压水平、诊断高血压以及观察降压疗效的根本手段和方法。由于老年人可能具有血压波动大、夜间高血压、清晨高血压和体位性低血压等特点,应鼓励老年高血压患者开展家庭自测血压和动态血压监测,定期(如每年)进行双上肢及四肢血压和不同体位(立位、卧位)血压的测量[14]。特别注意临睡前、清晨时间段和服药前的血压监测。

2.1.1 诊室血压测量

诊室血压测量是指由医护人员在医院环境下按照血压测量规范进行的血压测量,是目前评估血压水平以及观察降压疗效的常用方法。

2.1.2 诊室外血压测量

诊室外血压监测更适合老年高血压患者,并且能更真实地反映个体生活状态下的血压状况,预测心血管风险能力优于诊室血压[15]。诊室外血压监测,包括家庭血压监测和动态血压监测两种方法。

(1)家庭血压监测:又称为自测血压。可用于评估数日、数周、数月,甚至数年的血压控制情况和长时血压变异,有助于改善患者治疗依从性。

测量方法[16-17]:

1)使用经过国际标准方案认证合格的上臂式家用自动电子血压计,不推荐腕式血压计和手指血压计,不推荐使用水银柱血压计进行家庭血压监测。电子血压计使用期间应定期校准,每年至少 1 次。

2)家庭血压值一般低于诊室血压值,高血压的诊断标准为≥135/85mmHg（对应于诊室血压的 140/90mmHg）。

3)监测频率,初始治疗阶段、血压不稳定者或是调整药物治疗方案时建议每天早晨和晚上测量血压(每次测 2~3 次,取平均值),连续测量 7 天,取后 6 天血压计算平均值。血压控制平稳者,可每周只测 1 天血压;长期药物治疗患者,建议监测服用前的血压状态,以评估药物疗效。

4)最好能详细记录每次测量血压的日期、时间以及所有血压读数,而不是只记录平均值,以便医生指导和评价血压监测和控制效果。

5)精神高度焦虑患者,不建议开展家庭血压监测。

(2)动态血压监测[18]:使用自动血压测量仪器,连续测量个体日常工作和生活状态下的血压水平和血压波动状态[19]。特别是监测夜间睡眠期间的血压,可以全面和准确地评估个体血压水平和波动状态,鉴别白大衣高血压和检出隐匿性高血压、诊断单纯性夜间高血压[20]。老年人全天血压波动大,非杓型血压的发生率可高达69%[21]。

测量方法:

1)使用经过国际标准方案认证合格的动态血压监测仪,并定期校准。

2)通常白天每 20 分钟测量 1 次,晚上睡眠期间每 30 分钟测量 1 次。应确保整个 24 小时期间血压的有效监测,每小时至少有 1 个血压读数;有效血压读数应达到总监测次数的 70% 以上。

3)动态血压监测指标:24 小时、白天(清醒活动)、夜间(睡眠状态)SBP 和 DBP 平均值。高血压诊断标准为:24 小时≥130/80mmHg;白天≥135/85mmHg;夜间≥120/70mmHg。根据动态血压监测数值,还可以获得一些衍生指标,例如夜间血压下降幅度、清晨血压水平、24 小时血压变异、血压负荷、晨峰现象、动态动脉硬化指数(ambulatory arterial stiffness index,AASI)等。

2.2 病史、体格检查和实验室检查

对于初诊的老年高血压患者,应全面了解症状和病史,包括以下内容,①病程:患高血压时间、最高血压、降压治疗情况、依从性;②既往史:有无冠心病、心力衰竭、脑血管病、肾脏疾病、外周血管疾病、糖尿病、血脂异常、高尿酸血症、睡眠呼吸暂停综合征、甲状腺功能异常和类风湿关节炎等疾病及治疗情况;③家族

史:有无高血压、冠心病、脑卒中、肾脏疾病、糖尿病和血脂异常家族史;④有无提示继发性高血压的临床表现;⑤正在服用的药物以及曾经发生过的药物不良反应;⑥生活方式:膳食脂肪、盐、酒、咖啡摄入量,吸烟时间和支数,体重变化;⑦心理社会因素:包括家庭情况、生活环境及有无精神创伤史。

细致的体格检查有助于发现继发性高血压线索和靶器官损害情况:①测量体质指数、腰围及臀围;②观察有无特殊面容、向心性肥胖、皮肤紫纹、多毛和甲状腺功能亢进性突眼征等;③触诊甲状腺、有无肾脏增大(多囊肾)或肿块;④听诊颈动脉、胸主动脉、腹部动脉和股动脉有无杂音;⑤全面的心肺查体;⑥检查四肢血压(至少需要检测双上臂血压)、动脉搏动和神经系统体征;⑦眼底镜检查视网膜有无异常。

除血生化(包括空腹血糖、血脂、血尿酸、肝肾功能及电解质,特别是血钾)、血常规、尿液分析和心电图等基本检查外,推荐对老年高血压患者进行空腹和餐后 2 小时血糖、糖化血红蛋白、尿微量白蛋白、24 小时尿蛋白定量(用于尿常规检查蛋白阳性者)、24 小时动态血压、超声心动图等监测,有条件者可进一步检测颈动脉超声、胸片、眼底检查、脉搏波传导速度、踝-臂血压指数等,并对老年人进行衰弱评估。随着年龄增长,左心室壁厚度增加,超声心动图有助于老年人与增龄相关的生理性左心室壁增厚和高血压所致的靶器官损害之间的鉴别[22]。对于怀疑继发高血压者,应进行相应的辅助检查。

2.3 高血压危险分层

尽管血压水平是影响心血管事件发生和预后的重要因素,但并非唯一因素。因此,需要全面、整体地评估老年高血压患者的心血管危险。

2.3.1 危险因素评估[23-26]

包括血压水平(1~3 级)、吸烟或被动吸烟,血脂异常(总胆固醇≥5.2mmol/L或低密度脂蛋白胆固醇≥3.4mmol/L 或高密度脂蛋白胆固醇 <1.0mmol/L)、糖耐量受损(餐后 2 小时血糖 7.8~11.0mmol/L)和(或)空腹血糖异常(6.1~6.9mmol/L)、腹型肥胖(腰围:男性≥90cm,女性≥85cm)或肥胖(体质指数≥28kg/m²)、早发心血管病家族史(一级亲属发病年龄 <50 岁)等,其中高血压是目前最重要的心血管危险因素;而高钠、低钾膳食,超重和肥胖,饮酒,精神紧张以及缺乏体力活动等又是高血压发病的重要危险因素。还需强调的是,老年本身就是心血管病

和高血压的危险因素。

无论是初诊还是正在治疗随访期间的高血压患者,均应进行危险因素的评估及定期评估。

2.3.2 靶器官损害筛查[23]

采用相对简便、经济、易于推广的检查手段,在高血压患者中检出无症状性亚临床靶器官损害(target organ damage,TOD)是高血压诊断评估的重要内容。包括左心室肥厚(室间隔或左心室后壁厚度≥11mm;或左心室质量指数男性≥115g/m²,女性≥95g/m²),颈动脉内膜中层厚度增厚(≥0.9mm)或发现斑块,颈动脉-股动脉脉搏波传导速度≥12m/s,踝/臂指数<0.9,估算的肾小球滤过率(estimated glomerular filtration rate,eGFR)降低(30~59ml·min^{-1}·1.73m^{-2})或血清肌酐轻度升高(男性:115~133μmol/L,女性:107~124μmol/L),微量白蛋白尿(30~300mg/24h 或尿白蛋白/肌酐比值 30~300mg/g)。一个患者可以存在多个 TOD。

2.3.3 伴发的相关临床疾病[23,26]

这些伴发疾病包括心脏疾病(心肌梗死、心绞痛、冠脉血运重建、充血性心力衰竭)、脑血管疾病(缺血性脑卒中、脑出血、短暂性脑缺血发作)、糖尿病、肾脏疾病(糖尿病肾病、肾功能受损),以及外周血管疾病。

2.3.4 危险分层[20]

对老年高血压患者进行整体危险度评估,有助于确定降压治疗时机、优化治疗方案以及心血管风险综合管理。因老年本身即是一种危险因素,故老年高血压患者至少属于心血管病的中危人群(表 2-1)。

表 2-1 老年高血压患者的危险分层

其他危险因素和病史	血压水平		
	1 级	2 级	3 级
1~2 个危险因素	中危	中危	很高危
≥3 个危险因素或靶器官损害或糖尿病	高危	高危	很高危
并存临床情况	很高危	很高危	很高危

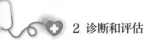

2.4 衰弱评估和认知功能保存

2.4.1 老年高血压的衰弱评估

衰弱是衰老的表现之一[27-28],其发生率随年龄增长显著升高[29]。有研究发现,衰弱是影响高龄老年人降压治疗获益的重要因素之一[30-34]。尽管高龄高血压研究(hypertension in the very elderly trial,HYVET)亚组分析[35]与收缩压干预试验(systolic blood pressure intervention trial,SPRINT)研究[36-37]均表明衰弱老年人也可从强化降压治疗中获益,但由于入选研究对象相对健康和评估方法不统一,衰弱对老年高血压预后的影响及衰弱老年人的血压控制目标尚需要进一步研究。

对老年高血压衰弱评估的推荐

推荐	推荐类别	证据水平
对于高龄高血压患者,推荐制订降压治疗方案前进行衰弱的评估[38-40],特别是近 1 年内非刻意节食情况下体重下降 >5% 或有跌倒风险的高龄老年高血压患者[41-42]	Ⅰ 类	B 级

衰弱筛查推荐采用国际老年营养和保健学会提出的 FRAIL 量表[43]或步速测定[44]。如有条件可进一步采用经典的 Fried 衰弱综合征标准进行评估[41,45-46](表 2-2、表 2-3)。

表 2-2　FRAIL 量表[47]

序号	条目	询问方式
1	疲乏	过去 4 周内大部分时间或者所有时间感到疲乏
2	阻力增加 / 耐力减退	在不用任何辅助工具以及不用他人帮助的情况下,中途不休息爬 1 层楼梯有困难
3	自由活动下降	在不用任何辅助工具以及不用他人帮助的情况下,走完 1 个街区(100m)较困难
4	疾病情况	医生曾经告诉你存在 5 种以上如下疾病:高血压、糖尿病、急性心脏疾病发作、脑卒中、恶性肿瘤(微小皮肤癌除外)、充血性心力衰竭、哮喘、关节炎、慢性肺病、肾脏疾病、心绞痛等
5	体重下降	1 年或更短时间内出现体重下降≥5%

注:具备以上 5 条中 3 条及以上被诊断为衰弱;不足 3 条为衰弱前期;0 条为无衰弱

表 2-3　Fried 衰弱评估[45]

序号	检测项目	男性	女性
1	体重下降	过去 1 年中,意外出现体重下降 >10 磅(4.5kg)或 >5% 体重	
2	行走时间(4.57m)	身高≤173cm:≥7 秒 身高 >173cm:≥6 秒	身高≤159cm:≥7 秒 身高 >159cm:≥6 秒
3	握力 /kg	BMI≤24.0kg/m²:≤29kg BMI 24.1~26.0kg/m²:≤30kg BMI 26.1~28.0kg/m²:≤30kg BMI>28.0kg/m²:≤32kg	BMI≤23.0kg/m²:≤17kg BMI 23.1~26.0kg/m²:≤17.3kg BMI 26.1~29.0kg/m²:≤18kg BMI>29.0kg/m²:≤21kg
4	体力活动(MLTA)	<383kcal/ 周(约散步 2.5 小时)	<270kcal/ 周(约散步 2 小时)
5	疲乏	CES-D 的任一问题得分 2~3 分 您过去的 1 周以下现象发生了几天? (1)我感觉我做每件事都需要经过努力; (2)我不能向前行走。 0 分:<1 天;1 分:1~2 天;2 分:3~4 天;3 分:>4 天	

注:BMI:体质指数;MLTA:明达休闲时间活动问卷;CES-D:流行病学调查用抑郁自评量表;具备表中 5 条中 3 条及以上被诊断为衰弱综合征;不足 3 条为衰弱前期;0 条为无衰弱健康老人

2.4.2 老年高血压与认知障碍

降压治疗可延缓增龄相关的认知功能下降以及降低痴呆发生风险。老年人血压过高或过低均能增加认知障碍发生风险[48-49]。对于老年高血压患者推荐早期筛查认知功能,结合老年生物学年龄和心血管危险分层确定合理的降压治疗方案和目标值。

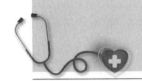

3 治疗

3.1 概述

3.1.1 降压治疗的目的

延缓高血压所致心血管疾病进程,最大限度降低心血管疾病发病率和死亡率,改善生活质量,延长寿命[23]。老年高血压降压治疗应强调收缩压达标,在能耐受的前提下,逐步使血压达标。在启动降压治疗后,需注意监测血压变化,避免降压过快带来的不良反应。

3.1.2 综合干预危险因素

在追求降压达标的同时,针对所有可逆性心血管危险因素(如吸烟、血脂异常或肥胖、血糖代谢异常或尿酸升高等)干预处理,并同时关注和治疗相关 TOD 及临床疾病[50]。大多数患者需长期甚至终生坚持治疗。

3.1.3 推荐起始药物治疗的血压值和降压目标值

老年高血压患者心血管风险较高,更能从严格的血压管理中获益[51]。

推荐起始药物治疗的血压值和降压目标值

推荐	推荐类别	证据水平
年龄≥65 岁,血压≥140/90mmHg,在生活方式干预的同时启动降压药物治疗[52-53],将血压降至 <140/90mmHg[54-55]	Ⅰ类	A 级
年龄≥80 岁,血压≥150/90mmHg,即启动降压药物治疗[54],首先应将血压降至 <150/90mmHg,若耐受性良好,则进一步将血压降至 <140/90mmHg[51,56]	Ⅱa 类	B 级
经评估确定为衰弱的高龄高血压患者,血压≥160/90mmHg,应考虑启动降压药物治疗,收缩压控制目标为 <150mmHg,但尽量不低于 130mmHg	Ⅱa 类	C 级
如果患者对降压治疗耐受性良好,不应停止降压治疗[57]	Ⅲ类	A 级

3.2 非药物治疗

非药物治疗是降压治疗的基本措施,无论是否选择药物治疗,都要保持良好的生活方式,主要包括:健康饮食、规律运动、戒烟限酒、保持理想体重、改善睡眠和注意保暖。

3.2.1 健康饮食

减少钠盐摄入,增加富钾食物摄入,有助于降低血压[58-62]。WHO 建议每日摄盐量应 <5g,老年高血压患者应适度限盐。鼓励老年人摄入多种新鲜蔬菜、水果、鱼类、豆制品、粗粮、脱脂奶及其他富含钾、钙、膳食纤维、多不饱和脂肪酸的食物。

3.2.2 规律运动

老年高血压及高血压前期患者进行合理的有氧锻炼可有效降低血压[63-64]。建议老年人进行适当的规律运动,每周不少于 5 天,每天不低于 30 分钟的有氧体育锻炼,如步行、慢跑和游泳等。不推荐老年人剧烈运动。

3.2.3 戒烟限酒

戒烟可降低心血管疾病和肺部疾患风险[65-66]。老年人应限制酒精摄入,男性每日饮用酒精量应 <25g,女性 <15g。白酒、葡萄酒(或米酒)或啤酒饮用量应分别少于 50ml、100ml 和 300ml。

3.2.4 保持理想体重

超重或肥胖的老年高血压患者可适当控制能量摄入和增加体力活动[67]。维持理想体重(体质指数 20.0~23.9kg/m^2)、纠正腹型肥胖(男性腹围≥90cm,女性腹围≥85cm)有利于控制血压,减少心血管病发病风险,但老年人应注意避免过快、过度减重。

3.2.5 改善睡眠

睡眠的时程、质量与血压的升高和心血管疾病发生风险有关[68]。保证充足睡眠并改善睡眠质量对提高生活质量、控制血压和减少心脑血管疾病并发症有

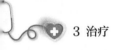

重要意义。

3.2.6 注意保暖

血压往往随着季节的变化而变化[69]。老年人对寒冷的适应能力和对血压的调控能力差,常出现季节性血压波动现象。应保持室内温暖,经常通风换气;骤冷和大风低温时减少外出;适量增添衣物,避免血压大幅波动。

3.3 药物治疗

3.3.1 老年人降压药物应用的基本原则

老年高血压患者药物治疗应遵循以下几项原则:

(1)小剂量:初始治疗时通常采用较小的有效治疗剂量,并根据需要,逐步增加剂量。

(2)长效:尽可能使用一天一次、具有 24 小时持续降压作用的长效药物,有效控制夜间和清晨血压。

(3)联合:若单药治疗疗效不满意,可采用两种或多种低剂量降压药物联合治疗以增加降压效果,单片复方制剂有助于提高患者的依从性。

(4)适度:大多数老年患者需要联合降压治疗,包括初始阶段,但不推荐衰弱老年人和≥80 岁高龄老年人初始联合治疗。

(5)个体化:根据患者具体情况、耐受性、个人意愿和经济承受能力,选择适合患者的降压药物。

3.3.2 常用降压药物的种类和作用特点

常用降压药物包括:钙通道阻滞剂(calcium channel blocker,CCB)、血管紧张素转换酶抑制剂(angiotensin converting enzyme inhibitor,ACEI)、血管紧张素受体阻滞剂(angiotensin receptor blocker,ARB)、利尿剂、β 受体阻滞剂。其他种类降压药有时亦可应用于某些特定人群(表 3-1)。

CCB、ACEI、ARB、利尿剂及单片固定复方制剂,均可作为老年高血压降压治疗的初始用药或长期维持用药[70-79]。根据患者的危险因素、亚临床 TOD 以及合并临床疾病情况,优先选择某类降压药物[80-83](表 3-2)。

表 3-1 常用的各种降压药

分类	药物	每日剂量 / mg·d⁻¹	每日服药 次数 / 次	注意事项
噻嗪类利尿剂	氢氯噻嗪	6.25~25	1	监测钠、钾、尿酸和钙浓度; 有痛风病史者慎用,除非已接受降尿酸治疗
	吲达帕胺	0.625~2.5	1	
袢利尿剂	布美他尼	0.5~4	2	合并症状性心衰优选袢利尿剂; CKD 3~4 期患者优选袢利尿剂
	呋塞米	20~80	1~2	
	托拉塞米	5~10	1	
保钾利尿剂	阿米洛利	5~10	1~2	单用降压效果不明显; CKD 5 期患者避免应用
	氨苯蝶啶	25~100	1~2	
醛固酮受体拮抗剂	依普利酮	50~100	1~2	螺内酯较依普利酮增加男性乳腺增生和 ED 风险; 血钾升高,避免联合应用补钾、保钾药; CKD 3~4 期患者避免应用
	螺内酯	20~60	1~3	
CCB(二氢吡啶)	苯磺酸氨氯地平	2.5~10	1	无绝对禁忌证; 剂量相关的踝部水肿、颜面潮红、便秘,女性多见于男性。左旋氨氯地平踝部水肿等副作用相对少
	马来酸左旋氨氯地平	1.25~5	1	
	苯磺酸左旋氨氯地平	1.25~5	1	
	非洛地平	2.5~10	1	
	乐卡地平	10~20	1	
	硝苯地平缓释	10~80	2	
	硝苯地平控释	30~60	1	
	西尼地平	5~10	1	
	拉西地平	4~8	1	
	贝尼地平	4~8	1	
CCB(非二氢吡啶)	地尔硫䓬	90~180	2~3	避免与 β 受体阻滞剂常规合用,会增加心动过缓和传导阻滞; 不用于收缩性心力衰竭
	地尔硫䓬缓释	90~360	1~2	
	维拉帕米缓释	120~240	1~2	
ACEI	贝那普利	5~40	1~2	ACEI 不宜与 ARB 合用; 合并 CKD 患者或使用补钾或保钾药物者增加高钾血症风险;
	卡托普利	25~300	2~3	
	依那普利	2.5~40	1~2	

续表

分类	药物	每日剂量 / mg·d^{-1}	每日服药次数 / 次	注意事项
ACEI	福辛普利	10~40	1	严重双侧肾动脉狭窄患者增加急性肾衰风险；
	赖诺普利	2.5~40	1	服用 ACEI 发生血管性水肿病史的患者禁用；
	咪达普利	2.5~10	1	
	培哚普利	4~8	1	血肌酐水平大于 3mg/dl（1mg/dl=88.41μmol/L）者禁用
	雷米普利	1.25~20	1	
ARB	坎地沙坦	4~32	1	ACEI 不宜与 ARB 合用；
	厄贝沙坦	150~300	1	适应证与禁忌证同 ACEI；
	氯沙坦	25~100	1	因干咳而不能耐受 ACEI 者可换用 ARB
	奥美沙坦	20~40	1	
	替米沙坦	20~80	1	
	缬沙坦	80~160	1	
	阿利沙坦	240	1	
β 受体阻滞剂-心脏选择性	阿替洛尔	12.5~50	1~2	有气道痉挛性疾病患者禁用，必须应用时应选高选择性 β$_1$ 受体阻滞剂；
	比索洛尔	2.5~10	1	
	酒石酸美托洛尔	25~100	2	避免突然停药
	琥珀酸美托洛尔	23.75~190	1	
β 受体阻滞剂-α+β	卡维地洛	12.5~50	2	有气道痉挛性疾病患者禁用，必须应用时应选高选择性 β$_1$ 受体阻滞剂；
	阿罗洛尔	10~20	1~2	
	拉贝洛尔	200~600	2	避免突然停药
α$_1$ 受体阻滞剂	多沙唑嗪	1~16	1	可引起体位性低血压，尤其是老年人更易发生；
	哌唑嗪	1~10	2~3	
	特拉唑嗪	1~20	1~2	伴良性前列腺增生患者可作为二线用药
中枢性降压药	可乐定	0.1~0.8	2~3	避免突然停药引起高血压危象
	甲基多巴	250~1000	2~3	
	利血平	0.05~0.25	1	
直接血管扩张药	肼屈嗪	25~100	2	大量可引起多毛症和狼疮综合征

注：CKD：慢性肾脏疾病；ACEI：血管紧张素转换酶抑制剂；CCB：钙通道阻滞剂；ARB：血管紧张素受体阻滞剂；ED：勃起功能障碍

表 3-2　特定情况下首选的药物

情况	药物
无症状靶器官损害	
左心室肥厚	ACEI、CCB、ARB
无症状动脉粥样硬化	ACEI、CCB、ARB
微量白蛋白尿	ACEI、ARB
轻度肾功能不全	ACEI、ARB
临床心血管事件	
既往心肌梗死	βB、ACEI、ARB
心绞痛	βB、CCB
心力衰竭	利尿剂、βB、ACEI、ARB、醛固酮受体拮抗剂
主动脉瘤	βB
房颤,预防	ACEI、ARB、βB、醛固酮拮抗剂
房颤,心室率控制	βB、非二氢吡啶类 CCB
外周动脉疾病	ACEI、CCB、ARB
其他	
单纯收缩期高血压(老年人)	利尿剂、CCB
代谢综合征	ACEI、ARB、CCB
糖尿病	ACEI、ARB

注:ACEI:血管紧张素转换酶抑制剂;CCB:钙通道阻滞剂;ARB:血管紧张素受体阻滞剂;βB:β受体阻滞剂

（1）利尿剂:主要是噻嗪类利尿剂,属于中效利尿剂。根据分子结构又可分为噻嗪型(如氢氯噻嗪)和噻嗪样利尿剂(如吲达帕胺)。保钾利尿剂属于弱效利尿剂,分为两类:一类为醛固酮受体拮抗剂,代表药物包括螺内酯和依普利酮。另一类作用不依赖醛固酮,代表药物包括氨苯蝶啶和阿米洛利。利尿剂尤其适合老年高血压、难治性高血压、心力衰竭合并高血压和盐敏感性高血压等患者。利尿剂单药治疗推荐使用小剂量,以避免不良反应发生。

我国独立完成的脑卒中后降压治疗研究(post-stroke antihypertensive treatment study,PATS)是国际上第一个较大规模的安慰剂对照的脑卒中后二级预防降压治疗临床试验,结果表明,吲达帕胺(2.5mg/d)治疗组与安慰剂组相比,血压降低了 5/2mmHg,脑卒中的发生率降低了 29%[84]。我国参与的 HYVET 研究结果显示,收缩压在 160mmHg 以上的高龄老年(≥80 岁)高血压患者采用缓释吲达帕胺 1.5mg/d 将收缩压降低到 150mmHg，与安慰剂相比，脑卒中及全因死亡的风险可分别减少 34% 和 28%[56]。

（2）CCB：根据血管和心脏的亲和力及作用比将其分为二氢吡啶类 CCB 与非二氢吡啶类 CCB。不同制剂的二氢吡啶类 CCB 作用持续时间、血管选择性及药代动力学不同，其降压效果和不良反应存在一定差异。

中国老年收缩期降压治疗临床试验（systolic hypertension in China，Syst-China）[85]以及上海老年高血压硝苯地平试验等临床试验（Shanghai trial of nifedipine in the elderly，STONE）[86]证实，以尼群地平、硝苯地平等 CCB 为基础的降压治疗方案可显著降低我国高血压患者脑卒中的发生率与死亡率。国际硝苯地平控释片抗高血压干预研究（international nifedipine GITS study of intervention as a goal in hypertension treatment，INSIGHT）证实硝苯地平控释片能够显著降低患者心脑血管事件风险[87]。非洛地平降低并发症研究（felodipine event reduction study，FEVER）显示，氢氯噻嗪 + 非洛地平与单用氢氯噻嗪相比，血压进一步降低了 4/2mmHg，致死与非致死性脑卒中的发生风险降低 27%。FEVER 试验事后分析发现，治疗后平均血压水平低于 120/70mmHg 时，脑卒中、心脏事件和总死亡危险最低[88]。国家"十二五"项目马来酸左旋氨氯地平与苯磺酸氨氯地平在高血压治疗中的比较效果研究显示，马来酸左旋氨氯地平可有效降低我国高血压患者的心脑血管复合终点事件，下肢水肿等不良反应较氨氯地平发生率低[89]。

（3）ACEI：各类 ACEI 制剂的作用机制大致相同。ACEI 具有良好的靶器官保护和心血管终点事件预防作用，尤其适用于伴慢性心力衰竭以及有心肌梗死病史的老年高血压患者。ACEI 对糖脂代谢无不良影响，可有效减少尿白蛋白排泄量，延缓肾脏病变进展，适用于合并糖尿病肾病、代谢综合征、慢性肾脏病、蛋白尿或微量白蛋白尿的老年高血压患者[81]。我国参与的国际合作脑卒中后降压治疗预防再发研究（perindopril protection against recurrent stroke study，PROGRESS），入选了整个试验 6105 例患者中约 1/4 病例。结果表明，培哚普利 + 吲达帕胺或单药治疗使脑卒中再发风险总体降低 28%，培哚普利 + 吲达帕胺联合治疗的降压效果优于单用培哚普利。亚组分析的结果显示，中国与日本等亚洲研究对象脑卒中风险下降的幅度更大。对我国所入选的 1520 例患者进行进一步的随访观察，平均 6 年随访的数据证实，降压治疗显著降低脑卒中再发风险，总死亡以及心肌梗死的风险也呈下降趋势[90-91]。我国参与的降压降糖治疗 2 型糖尿病预防血管事件的研究（action in diabetes and vascular disease：preterax and diamicron modified release controlled evaluation，ADVANCE），入选了约 30% 的研究对象。研究结果显示,在糖尿病患者中采用低剂量培哚普利 / 吲达帕胺复方制剂进行降压治疗,与常规降压治疗相比,可降低大血管和微血管联合终点事件发生风险达 9%[92]。

（4）ARB:高血压伴心血管事件高风险患者,ARB 可以降低心血管死亡、心肌梗死、脑卒中或因心力衰竭住院等复合终点事件发生风险。ARB 可降低糖尿病或肾病患者的蛋白尿及微量白蛋白尿[82-83],尤其适用于伴左心室肥厚、心力衰竭、糖尿病肾病、代谢综合征、微量白蛋白尿或蛋白尿患者以及不能耐受 ACEI 的患者。

（5）β 受体阻滞剂:β 受体阻滞剂适用于伴快速性心律失常、心绞痛、慢性心力衰竭的老年高血压患者。在与其他降压药物的比较研究中,对于降低脑卒中事件发生率,β 受体阻滞剂并未显示出优势[93-94]。因此,不建议老年单纯收缩期高血压患者和脑卒中患者首选 β 受体阻滞剂,除非有 β 受体阻滞剂使用强适应证,如合并冠心病或心力衰竭。

老年高血压降压药物的选择如下。

老年高血压降压药物的选择

推荐	推荐类别	证据水平
推荐使用噻嗪类 / 样利尿剂、CCB、ACEI 和 ARB 进行降压的起始和维持治疗[56,82-83,85-86]	Ⅰ类	A 级
对于大多数高于靶目标值 20mmHg 以上的老年患者,起始治疗可采用两药联合[95-97]	Ⅰ类	A 级
如果两种药物联合治疗血压仍不能达标,推荐采用噻嗪类 / 样利尿剂、CCB、ACEI 或 ARB 三种药物联合治疗,或使用单片复方制剂[98-99]	Ⅰ类	A 级
≥80 岁的高龄患者和衰弱的老年患者,推荐初始降压采用小剂量单药治疗[54-56]	Ⅰ类	A 级
不推荐两种肾素-血管紧张素系统抑制剂联合[56,82-86,88,90-92]	Ⅲ类	A 级

3.3.3 降压药物的联合应用

单药治疗血压未达标的老年高血压患者[53,88,100-103],可选择联合应用两种降压药物。初始联合治疗可采用低剂量联用方案,若血压控制不佳,可逐渐调整至标准剂量。联合用药时,药物的降压作用机制应具有互补性,并可互相抵消或减轻药物不良反应。如 ACEI 或 ARB 联合小剂量噻嗪类利尿剂。应避免联合

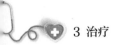

应用作用机制相似的降压药物,如 ACEI 联合 ARB[104-105]。但噻嗪类利尿剂或袢利尿剂和保钾利尿剂在特定情况下(如高血压合并心力衰竭)可以联合应用;二氢吡啶类 CCB 和非二氢吡啶类 CCB 亦如此。若需三药联合时,二氢吡啶类 CCB+ACEI(或 ARB)+ 噻嗪类利尿剂组成的联合方案最为常用。对于难治性高血压患者,可在上述三药联合基础上加用第四种药物,如醛固酮受体拮抗剂、β 受体阻滞剂或 α 受体阻滞剂。

单片复方制剂通常由不同作用机制的降压药组成。与自由联合降压治疗相比,其优点是使用方便,可增加老年患者的治疗依从性[106]。目前我国上市的新型固定配比复方制剂主要包括:ACEI+ 噻嗪类利尿剂、ARB+ 噻嗪类利尿剂、二氢吡啶类 CCB+ARB、二氢吡啶类 CCB+β 受体阻滞剂、噻嗪类利尿剂 + 保钾利尿剂等。我国传统的单片复方制剂,如长效的复方利血平氨苯蝶啶片(降压 0 号),以氢氯噻嗪、氨苯蝶啶、硫酸双肼屈嗪、利血平为主要成分,因价格经济并能安全、有效降压,符合老年人降压药物应用的基本原则,且与 ACEI 或 ARB、CCB 等降压药物具有良好的协同作用,可作为高血压患者降压治疗的一种选择[107-109]。

3.3.4 降压治疗后的随访

适当的随访和监测可以评估治疗依从性和治疗反应,有助于血压达标,并发现不良反应和 TOD[110-111]。启动新药或调药治疗后,需要每月随访评价依从性和治疗反应,直到降压达标。随访内容包括血压值达标情况、是否发生过体位性低血压、是否有药物不良反应、治疗的依从性、生活方式改变情况、是否需要调整降压药物剂量,实验室检查包括电解质、肾功能情况和其他 TOD 情况[110-112]。启动降压药物治疗后,家庭测量血压的应用、团队照顾以及恰当的远程医疗均有助于改善老年患者的血压达标率[113-118]。

3.4 特定老年人群的降压治疗

3.4.1 高龄老年高血压

高血压患者年龄≥80 岁,称为高龄老年高血压。此类患者的降压治疗以维持老年人器官功能、提高生活质量和降低总死亡率为目标[54,56],采取分层次、分阶段的治疗方案。降压药物的选择应遵循以下原则:①小剂量单药作为初始治疗;②选择平稳、有效、安全、不良反应少、服药简单、依从性好的降压药物,如利尿剂、长效 CCB、ACEI 或 ARB;③若单药治疗血压不达标,推荐低剂量联合用药;④应警惕多重用药带来的风险和药物不良反应;⑤治疗过程中,应密切监测血压(包括立位血压)并评估耐受性,若出现低灌注症状,应考虑降低治疗强度。高龄老年高血压患者采用分阶段降压,血压≥150/90mmHg,即启动降压药物治疗,首先将血压降至<150/90mmHg;若能耐受,SBP 可进一步降至 140mmHg 以下。

3.4.2 高血压合并脑血管病

老年高血压合并脑血管病的降压治疗见下表。

老年高血压合并脑血管病的降压治疗推荐

推荐	推荐类别	证据水平
对于急性脑出血的患者,应将收缩压控制在 <180mmHg[119-120]	Ⅱa 类	B 级
急性缺血性脑卒中的患者,应将收缩压控制在 <200mmHg	Ⅱa 类	C 级
既往长期接受降压药物治疗的急性缺血性脑卒中或短暂性脑缺血发作患者,为预防脑卒中复发和其他血管事件,推荐发病后数日恢复降压治疗[91,121]	Ⅰ 类	A 级
既往缺血性脑卒中或短暂性脑缺血发作患者,应根据患者具体情况确定降压目标。一般认为应将血压控制在 <140/90mmHg[91,121]	Ⅱa 类	B 级
既往缺血性脑卒中的高龄患者血压应控制在 <150/90mmHg	Ⅱa 类	C 级

3.4.3 高血压合并冠心病

高血压合并冠心病的患者宜采取个体化、分级达标治疗策略。降压药物从小剂量开始,逐渐增加剂量或种类,使血压平稳达标,若出现降压治疗相关的心绞痛症状,应减少降压药物剂量并寻找可能诱因。

对于伴稳定型心绞痛和(或)既往心肌梗死病史者,初始降压治疗首选 β 受体阻滞剂和肾素-血管紧张素系统(renin-angiotensin system,RAS)抑制剂。血压难以控制且心绞痛持续存在时,可加用长效二氢吡啶类 CCB;若无心绞痛持续存在,可选择二氢吡啶类 CCB、噻嗪类利尿剂和(或)醛固酮受体拮抗剂。对于变异型心绞痛患者,首选 CCB。对于伴稳定型心绞痛者,如无心肌梗死和心力衰竭病史,长效二氢吡啶类 CCB 也可作为初始治疗药物。合并急性冠脉综合征者,若无禁忌,起始降压治疗应包括 β 受体阻滞剂和 RAS 抑制剂。若存在严重高血压或持续性心肌缺血,可选择静脉β受体阻滞剂(艾司洛尔等)。若血压难以控制或β受体阻滞剂存在禁忌证,可选择长效二氢吡啶类CCB;有伴心力衰竭或肺淤血证据时,不宜给予非二氢吡啶类CCB。硝酸酯类药物可用于控制血压,缓解心肌缺血和肺淤血症状。如伴心肌梗死、心力衰竭或糖尿病且血压控制欠佳,可加用醛固酮受体拮抗剂。

老年高血压合并冠心病的降压治疗推荐

推荐	推荐类别	证据水平
对于<80岁者,血压控制目标为<140/90mmHg[122-123]	Ⅰ类	A级
若一般状况好、能耐受降压治疗,尤其伴既往心肌梗死者,可降至<130/80mmHg[55]	Ⅱa类	B级
对于≥80岁者,血压控制目标为<150/90mmHg;如耐受性良好,可进一步降至<140/90mmHg[56]	Ⅱa类	B级
对于脉压增大者(≥60mmHg)强调收缩压达标。舒张压<60mmHg时,需在密切监测下逐步降至目标收缩压	Ⅱa类	C级

3.4.4 高血压合并心力衰竭

心力衰竭是高血压较为常见的并存临床疾病[124]。无论射血分数如何,合理控制血压有助于缓解心力衰竭症状、延缓心功能进一步恶化。

老年高血压合并心力衰竭的降压治疗推荐

推荐	推荐类别	证据水平
合并心力衰竭的老年高血压患者首先应将血压控制在<140/90mmHg,若能耐受进一步降至<130/80mmHg[54,123,125]	Ⅱa类	B级
若无禁忌证,ACEI或ARB、醛固酮受体拮抗剂、利尿剂、β受体阻滞剂、血管紧张素受体脑啡肽酶抑制剂、均可作为治疗的选择[51,126-127]	Ⅰ类	A级
对于心力衰竭患者,不推荐应用非二氢吡啶类CCB	Ⅲ类	C级

3.4.5 高血压合并慢性肾脏病

老年慢性肾脏病(chronic kidney diseases,CKD)患者高血压患病率随年龄增长而逐渐增加,而血压控制率却逐渐下降[128-132]。积极控制血压是有效减少老年

CKD 患者发生心血管事件和死亡的重要手段之一。老年 CKD 分期同普通人群，① CKD 1 期：GFR≥90ml·min⁻¹·1.73m⁻²；② CKD 2 期：60ml·min⁻¹·1.73m⁻²≤GFR<90ml·min⁻¹·1.73m⁻²；③ CKD 3 期：30ml·min⁻¹·1.73m⁻²≤GFR<60ml·min⁻¹·1.73m⁻²；④ CKD 4 期：15ml·min⁻¹·1.73m⁻²≤GFR<30ml·min⁻¹·1.73m⁻²；⑤ CKD 5 期：GFR<15ml·min⁻¹·1.73m⁻²。

老年高血压合并慢性肾脏病的降压治疗推荐

推荐	推荐类别	证据水平
对于老年 CKD 患者，推荐血压降至 <140/90mmHg[54,133]	I 类	A 级
对于尿蛋白大于 30~300mg/d 或更高者，推荐血压降至 <130/80mmHg[51,134-135]	I 类	C 级
血液透析患者透析前 SBP 应 <160mmHg；老年腹膜透析患者血压控制目标可放宽至 <150/90mmHg[136-138]	IIa 类	C 级

老年高血压合并慢性肾脏病患者的降压药物推荐

推荐	推荐类别	证据水平
CKD 患者首选 ACEI 或 ARB，尤其对于合并蛋白尿患者[138]	I 类	A 级
应用 ACEI 或 ARB，可从小剂量开始，对于高血压合并糖尿病肾病者，用至可耐受最大剂量[137]	IIb 类	C 级
CKD 3~4 期的患者使用 ACEI 或 ARB 时，初始剂量可减半，严密监测血钾和血肌酐水平以及 eGFR，并及时调整药物剂量和剂型	IIa 类	C 级
不推荐 ACEI/ARB 合用[139]	III 类	A 级
对于有明显肾功能异常及盐敏感性高血压患者，推荐应用 CCB[140]	I 类	C 级
容量负荷过重的 CKD 患者，CKD 4~5 期患者推荐应用袢利尿剂（如呋塞米）	I 类	C 级
α/β 受体阻滞剂可以考虑用于难治性高血压患者的联合降压治疗	IIb 类	C 级

3.4.6 高血压合并糖尿病

高血压和糖尿病均为心脑血管疾病的独立危险因素。二者并存时可显著增加心脑血管疾病的风险[141-142]。老年糖尿病患者更易合并高血压[143]，而降压治疗可有效降低糖尿病患者的动脉粥样硬化性心血管事件、心力衰竭及微血管并发症发生率[144-145]。控制糖尿病患者心血管病风险行动（action to control cardiovascular risk in diabetes，ACCORD）研究提示[146]，对于高血压合并糖尿病患者，SBP 控制过于严格（<120mmHg）并不能降低致死性及非致死性心血管事件发生率。因此，应对老年糖尿病患者进行综合评估（共病、认知及功能评价）[145]。

老年高血压合并糖尿病的降压治疗推荐

推荐	推荐类别	证据水平
对于老年糖尿病患者，推荐血压控制在 <140/90mmHg，若能耐受进一步降低至 <130/80mmHg[144,147]	I 类	A 级
推荐舒张压尽量不低于 70mmHg	I 类	C 级

降压药物的选择见下表。

老年高血压合并糖尿病患者的降压药物推荐

推荐	推荐类别	证据水平
高血压合并糖尿病患者首选 ACEI/ARB，ACEI 不能耐受时考虑 ARB 替代[148-149]	I 类	A 级
若存在糖尿病肾脏损害，特别是尿白蛋白 / 肌酐比值 >300mg/g 或者 eGFR<60ml·min^{-1}·1.73m^{-2} 者，推荐使用 ACEI[150]/ARB[151-152]，或成为联合用药的一部分	I 类	A 级
对于糖尿病患者，推荐二氢吡啶类 CCB 与 ACEI 或 ARB 联合应用[153-154]	I 类	B 级
糖尿病患者 eGFR<30ml·min^{-1}·1.73m^{-2} 时可选用袢利尿剂[155]	Ⅱb 类	C 级
糖尿病患者慎用大剂量利尿剂	Ⅲ类	C 级
糖尿病患者可选用小剂量、高选择性 β$_1$ 受体阻滞剂与 ACEI 或 ARB 联合治疗[156]	Ⅱb 类	C 级
糖尿病患者慎用 β 受体阻滞剂与利尿剂联合应用[157]	Ⅲ类	C 级
老年前列腺肥大患者可考虑应用 α 受体阻滞剂，但要警惕体位性低血压的风险[158]	Ⅱb 类	C 级

3.4.7 难治性高血压的处理

老年高血压患者在改善生活方式的基础上，合理并足量应用 3 种不同机制的降压药物（包括一种利尿剂）治疗 >1 个月血压仍未达标（<140/90mmHg）或

至少需要 4 种不同机制的降压药物才能使血压达标,称为老年难治性高血压(resistant hypertension,RH)[159]。诊断老年 RH,首先应排除假性 RH,包括:血压测量方法不正确、治疗依从性差(患者未坚持服药)、白大衣高血压和假性高血压等[160]。对于符合 RH 诊断标准的患者,应寻找血压控制不佳的原因,包括①不良生活方式:肥胖、过量饮酒和高盐饮食等;②应用拮抗降压的药物:如非甾体类抗炎药、类固醇激素、促红细胞生成素、麻黄素、甘草和抗抑郁药等[161-165];③高血压药物治疗不充分:用量不足、未使用利尿剂或联合治疗方案不合理;④其他:失眠、前列腺肥大(夜尿次数多影响睡眠)、慢性疼痛和长期焦虑等影响血压的因素和继发性高血压等。治疗推荐见下表。

老年难治性高血压的降压治疗推荐

推荐	推荐类别	证据水平
纠正影响血压控制的因素,积极改善生活方式,提高治疗依从性[166]	Ⅰ 类	B 级
血压不达标者应考虑加用醛固酮受体拮抗剂[167]	Ⅱa 类	B 级
静息心率快,合并冠心病和心力衰竭患者推荐选用 β 阻滞剂[168-169]	Ⅰ 类	A 级
老年男性患者合并前列腺增生应考虑选择 α₁ 受体阻滞剂[168-169]	Ⅱa 类	B 级
对于老年难治性高血压患者,可考虑加用直接血管扩张剂(如肼苯达嗪、米诺地尔)或中枢性降压药(如可乐定、α-甲基多巴)[170-171]	Ⅱb 类	B 级

非药物治疗方法,如经皮导管射频消融去肾交感神经术(renal denervation,RDN)和颈动脉窦压力感受器电刺激治疗[172-173],在老年人群中的有效性和安全性尚不明确[172,174-176]。

3.4.8 高血压急症与亚急症

高血压急症是指原发性或继发性高血压患者,在某些诱因作用下,血压突然和显著升高(一般超过 180/120mmHg),同时伴有急性进行性心、脑、肾等重要靶器官功能不全的表现[23]。老年高血压急症主要包括高血压脑病、颅内出血(脑出血和蛛网膜下腔出血)、脑梗死、急性心力衰竭、急性冠脉综合征、主动脉夹层、肾脏损害、围手术期重度高血压、嗜铬细胞瘤危象等。高血压亚急症是指血压显著升高但不伴急性靶器官损害,患者可以有血压明显升高造成的症状,如头痛,胸闷,鼻出血和烦躁不安等[23]。血压升高的程度不是区别高血压急症与高血压亚急症的标准,区别两者的唯一标准是有无新近发生的急性进行性的严重 TOD。

老年高血压急症降压治疗第一目标:在 30~60 分钟内将血压降至安全水平,除特殊情况外(脑卒中、主动脉夹层),建议第 1~2 小时内使平均动脉压迅速下降但不超过 25%。降压治疗第二目标:在达到第一目标后,应放慢降压速度,加用口服降压药,逐步减慢静脉给药速度,建议在后续的 2~6 小时内将血压降至 160/(100~110)mmHg。降压治疗第三目标:若第二目标的血压水平可耐受且临床情况稳定,在后续的 24~48 小时逐步使血压降至正常水平[177]。具体降压要求、降压目标、药物选择及用法用量见表 3-3。

对于老年高血压亚急症的患者,建议在稳定、缓和、长效的口服降压药物基础上,适当加用中短效口服药物,避免静脉用药。在血压监测的情况下,可在24~48 小时内将血压缓慢降至 160/100mmHg,2~3 天后门诊调整剂量,此后可应用长效制剂控制至最终的靶目标血压。

3.4.9 高血压合并心房颤动

心房颤动(房颤)患病率随着年龄增长呈明显升高趋势,>65 岁的人群中房颤的发生率为 3%~4%[196]。80% 的房颤患者合并高血压,房颤是高血压常见的合并症[197]。房颤明显增加高血压患者的脑卒中风险与心力衰竭的发生率,并增加患者的死亡率。积极控制血压是高血压合并房颤预防和治疗的关键,老年高血压患者需进一步评估血栓和出血风险并积极给予抗凝治疗,注重个体化的治疗,根据具体情况给予"节律"控制或"室率"控制。

老年高血压合并房颤患者管理推荐

推荐	推荐类别	证据等级
对于短暂性脑缺血发作或缺血性脑卒中患者,推荐短程心电图及随后连续心电监测至少 72 小时进行房颤筛查[198-200]	I 类	B 级
对于房颤患者,特别是正接受抗凝治疗的患者,应积极降压治疗,将血压控制在 <140/90mmHg[201-203]	IIa 类	B 级
推荐应用 ARB 或 ACEI 进行降压治疗预防新发房颤和阵发性房颤复发[103,201,204-205]	I 类	B 级
推荐所有无禁忌证 CHA2DS-VASC≥2 分男性、≥3 分女性患者口服抗凝药物治疗[206-207]	I 类	A 级
药物治疗无效、有症状的阵发性房颤推荐行射频消融治疗[208]	I 类	A 级
药物治疗无效、有症状的长期持续性房颤应考虑行射频消融治疗	IIa 类	C 级

表 3-3 高血压急症的具体降压要求、降压目标、药物选择

临床情况	降压要求	降压目标	药物选择及用法用量	推荐等级	证据级别
高血压脑病[178-179]	降低血压的同时需保证脑灌注，给药开始 1 小时内将 SBP 降低 20%~25%，不超过 50%	（160~180）/（100~110）mmHg	乌拉地尔（10~50mg iv，6~24mg/h） 拉贝洛尔（20~100mg iv，0.5~2mg/min iv，24 小时不超过 300mg） 尼卡地平（0.5~10μg·kg⁻¹·min⁻¹ iv）	I 类	C 级
脑出血[180-181]	当急性脑出血患者收缩压≥220mmHg，积极静脉降压同时严密监测血压；收缩压≥180mmHg，静脉降压并根据临床表现调整降压速度	收缩压 <180mmHg	乌拉地尔（10~50mg iv，6~24mg/h） 拉贝洛尔（20~100mg iv，0.5~2mg/min iv，24 小时不超过 300mg）	II a 类	B 级
蛛网膜下腔出血[182]	防止出血加剧及血压过度下降，引起短暂性神经功能缺陷，造成迟发性弥漫性脑血管致死性痉挛	收缩压 <（150~160）mmHg	尼卡地平（0.5~10μg·kg⁻¹·min⁻¹ iv） 拉贝洛尔（20~100mg iv，0.5~2mg/min iv，24 小时不超过 300mg） 艾司洛尔（250~500μg/kg iv，随后 50~300μg·kg⁻¹·min⁻¹ iv）	I 类	C 级

续表

临床情况	降压要求	降压目标	药物选择及用法用量	推荐等级	证据级别
脑梗死[183-185]	一般不积极降压，稍高的血压有利于缺血区灌注，除非血压≥200/110mmHg，或伴有心功能不全、主动脉夹层、高血压脑病等。如考虑急诊溶栓治疗，为防止高血压致脑出血，血压≥180/100mmHg 就应降压治疗	24 小时降压应不超过25%	乌拉地尔（10~50mg iv，6~24mg/h）、拉贝洛尔（20~100mg iv，0.5~2mg/min iv，24小时不超过300mg）、尼卡地平（0.5~10μg·kg⁻¹·min⁻¹ iv）	Ⅱa 类	C 级
恶性高血压伴或不伴肾脏损害[186-188]	避免血压剧烈波动，平稳降压，保证肾灌注	<140/90mmHg	利尿剂、乌拉地尔（10~50mg iv，6~24mg/h）、尼卡地平（0.5~10μg·kg⁻¹·min⁻¹ iv）、拉贝洛尔（20~100mg iv，0.5~2mg/min iv，24小时不超过300mg）	Ⅰ类	C 级
急性心力衰竭[56,158,189-191]	常表现为急性肺水肿，为缓解症状和减少充血，推荐血管扩张剂联合利尿剂治疗	<140/90mmHg	硝普钠（0.25~10μg·kg⁻¹·min⁻¹ iv）、硝酸甘油（5~100μg/min iv）、乌拉地尔（10~50mg iv，6~24mg/h）、利尿剂	Ⅰ类	C 级

续表

临床情况	降压要求	降压目标	药物选择及用法用量	推荐等级	证据级别
急性冠脉综合征[192-194]	降低血压，减少心肌氧耗量，但不影响冠状动脉灌注压及冠状动脉血流，不能诱发反射性心动过速	<140/90mmHg	硝酸甘油（5~100μg/min iv） 艾司洛尔（250~500μg/kg iv，随后 50~300μg·kg^{-1}·min^{-1} iv） 地尔硫䓬（10mg iv，5~15μg·kg^{-1}·min^{-1} iv） 乌拉地尔（10~50mg iv，6~24mg/h）	I 类	C 级
主动脉夹层[195]	扩张血管，控制心室率，抑制心脏收缩，在保证器官灌注的前提下，迅速将血压降低并维持在尽可能低的水平；首选静脉途径的 β 受体阻滞剂，非二氢吡啶类 CCB，必要时可联合使用乌拉地尔、硝普钠、尼卡地平等	收缩压 <120mmHg	艾司洛尔（250~500μg/kg iv，随后 50~300μg·kg^{-1}·min^{-1} iv） 拉贝洛尔（20~100mg iv，0.5~2mg/min iv，24 小时不超过 300mg） 地尔硫䓬（10mg iv，5~15μg·kg^{-1}·min^{-1} iv） 乌拉地尔（10~50mg iv，6~24mg/h） 硝普钠（0.25~10μg·kg^{-1}·min^{-1} iv） 尼卡地平（0.5~10μg·kg^{-1}·min^{-1} iv）	I 类	C 级

注：iv 静脉注射

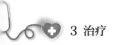

3.4.10 围手术期高血压的处理

围手术期高血压是指从确定手术治疗到与手术有关治疗基本结束期间 SBP≥140mmHg 和（或）DBP≥90mmHg，或血压升高幅度大于基础血压的 30%。约 25% 的非心脏大手术[209] 和 80% 的心脏手术[210-211] 患者出现围手术期高血压；同时应警惕术中低血压的发生。因此，围手术期血压控制的目的是保证重要脏器血液灌注，维护心脏功能，减少围手术期并发症。

老年围手术期高血压管理推荐

推荐	推荐类别	证据水平
对于择期手术，收缩压≥180mmHg 和（或）舒张压≥110mmHg 者推荐推迟手术	Ⅱa 类	C 级
对于围手术期老年高血压患者，应将血压降至 <150/90mmHg；若合并糖尿病或慢性肾病，且耐受性良好，可进一步降至 <140/90mmHg	Ⅱa 类	C 级
围手术期血压波动幅度应控制在基础血压的 10% 以内	Ⅱa 类	C 级
长期服用 β 受体阻滞剂者，术前不应中断使用[212]	Ⅲ类	B 级
服用 ACEI 或 ARB 的老年患者，应在非心脏手术前停用	Ⅱa 类	C 级

3.5 老年人异常血压波动

3.5.1 老年高血压合并体位性血压波动

（1）体位性低血压（orthostatic hypotension，OH）指由卧位转为直立位时（或头部倾斜 60° 以上）收缩压下降≥20mmHg 和（或）舒张压下降≥10mmHg；根据发生速度分为早期型（≤15 秒）、经典型（3 分钟内）和迟发型（>3 分钟）[213-214]。

OH 患者可无任何临床表现，严重者致卧床不起，其常见的临床症状包括疲乏、头晕、目眩、晕厥、跌倒，不常见的临床表现包括颈部及肩背部疼痛、衰弱等[215]。部分病例可出现 OH 伴卧位高血压，即卧位时收缩压≥150mmHg 或者舒张压≥90mmHg[216]。OH 可增加心血管死亡、全因死亡、冠心病事件、心力衰竭和脑卒中的风险[217-218]，还可以增加发生反复跌倒及衰弱的风险[219]，严重影响患者的生活质量。因此在老年高血压患者的诊疗过程中需要测量卧位、立位血压[220-221]。

老年高血压合并 OH 主要以平稳缓慢降压、减少 OH 发生、预防跌倒为治疗目标。首先应维持血压稳定,应选择可改善大脑血流量的降压药物,如 ACEI 或 ARB,并从小剂量起始,每隔 1~2 周缓慢增加剂量,避免降压过度[222]。其次,患者在起身站立时应动作缓慢,尽量减少卧床时间,避免使用可加重 OH 的药物,如 α 受体阻滞剂、利尿剂、三环类抗抑郁药物等[222]。患者还可以通过物理对抗或呼吸对抗的手段改善体位不耐受的相关症状,包括双腿交叉站立、蹲位、下肢肌肉的紧张状态、穿戴弹力袜及腹带、缓慢深呼吸、用鼻吸气、噘起嘴唇呼气等[215,223]。如果经过非药物治疗,OH 或体位不耐受症状仍然持续存在,特别是神经源性 OH,可以考虑药物治疗。其中米多君是美国食品药品监督管理局推荐治疗 OH 的一线用药,其他药物还包括屈昔多巴、氟氢可的松等,具体药物剂量、副作用及注意事项见表 3-4[213,223]。由于以上药物存在较多不良反应及治疗的个体差异,临床医师应该谨慎使用。

(2)OH 伴卧位高血压是一类特殊的血压波动。OH 引起的低灌注和卧位高血压所致的靶器官损害均可对患者造成危害。该类患者应强调个体化的治疗方案,通常来讲,应在夜间尽量抬高床头(10°~15°),避免在白天仰卧,避免在睡前 1 小时内饮水[224]。应根据卧位血压水平进行降压治疗,推荐在夜间睡前使用小剂量、短效降压药,如卡托普利或氯沙坦,并避免使用中长效降压药物或利尿剂[216,225-226]。日间 OH 症状明显的患者,可在清晨使用米多君或氟氢可的松。

表 3-4　体位性低血压推荐药物及常见副作用

药物名称	药物类别	剂量	副作用	注意事项
米多君	α 受体激动剂	推荐剂量为 2.5~10mg,一日 3 次	紫癜、尿潴留、卧位高血压	避免在入睡前 4~5 小时使用
屈昔多巴	去甲肾上腺素前体物质	起始剂量为 100mg,一日 3 次,每隔 3~7 天递增剂量 100mg,直至适宜维持剂量	卧位高血压、头痛、头晕及恶心	充血性心力衰竭、慢性肾功能不全应谨慎
氟氢可的松	发挥肾上盐皮质激素受体作用	通常的起始剂量是 0.1mg,每天不超过 0.3mg	卧位高血压、水肿、低钾血症、头痛,严重者可发生肾上腺功能抑制	心力衰竭、肾功能衰竭或严重高血压时应禁用

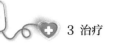

3.5.2 昼夜节律异常

根据夜间血压(22:00~8:00)较白天血压(8:00~22:00)的下降率,把血压的昼夜节律分为:杓型(dipper):10%~20%、非杓型(non-dipper):<10%、超杓型(extreme dipper):>20%;如果夜间血压高于白天血压则称为反杓型(inverted dipper)。据统计,60岁以上的老年人中,非杓型血压的发生率可高达69%,是中青年人的3倍以上。80岁以上的老年人中83.3%丧失了正常的杓型血压节律[227]。血压昼夜节律异常是TOD[228]、心血管事件[229]、脑卒中[230]和死亡[231]的独立预测因素。

(1)非杓型或反杓型患者降低夜间血压,恢复杓型节律,可以显著减少心血管风险和不良事件[232]。首先通过家庭自测血压或24小时动态血压摸索血压的规律。可于晚间(17:00~19:00)进行适当的有氧运动(30分钟左右),有助于纠正血压节律异常[233]。药物治疗首选24小时平稳降压的长效降压药物,单药或联合用药。若夜间血压控制仍不理想,可将一种或数种长效降压药改为晚间或睡前服用,能够使70%以上的患者恢复杓型血压节律[234]。若采用上述方法后夜间血压仍高,可根据药物的作用时间,在长效降压药的基础上,尝试睡前加用中短效降压药。但应警惕夜间血压过低以及夜间起床时发生OH的可能。

(2)超杓型血压患者需要降低白天血压。应在非药物治疗(如体育锻炼)的基础上清晨服用长效降压药(如氨氯地平、非洛地平缓释片和硝苯地平控释片等),在降低白天血压的同时一般不会过度降低夜间血压。若白天血压控制仍不理想,可结合血压波动的规律和药效动力学特点,选择长效+中短效药物的组合,进一步控制白天血压,但应注意中短效降压药可能增加OH的风险。应避免夜间服用降压药,否则会加重超杓型血压模式。

3.5.3 餐后低血压

餐后低血压指餐后2小时内SBP较餐前下降20mmHg以上;或餐前SBP≥100mmHg,而餐后SBP<90mmHg;或餐后血压下降未达到上述标准,但出现餐后心脑缺血症状。在我国住院老年患者中发生率可高达80.1%[235]。

(1)非药物治疗

1)饮水疗法:自主神经系统功能障碍的患者,餐前饮水350~480ml可使餐后血压下降幅度减少20mmHg,并有效减少症状的发生[236]。最佳的水摄入量应根据患者具体情况个体化制订,对于需要限水的严重心力衰竭及终末期肾病患者需慎重。

2）少食多餐：可以减少血液向内脏转移的量和持续时间，对餐后低血压患者可能有利，但进餐量与血压的关系还有待深入研究。

3）减少碳水化合物摄入：与蛋白质和脂肪相比，碳水化合物在胃中的排空最快，诱导胰岛素释放作用最强，因此摄入富含碳水化合物的食物更容易导致餐后血压迅速下降[237]。中国人早餐以碳水化合物为主，因此，早餐后低血压最为多见。可适当改变饮食成分配比，适当减少碳水化合物摄入。

4）餐后运动：老年人餐后 20~30 分钟间断进行低强度的运动（如步行 30m，每隔 30 分钟一次）有助于提高心输出量，降低收缩压的下降幅度和跌倒的发生率[238]，但运动量过大则起到相反的作用。适宜的运动方式、强度和时间还有待于进一步摸索[239]。

（2）药物治疗

餐前血压过高可以导致更为严重的餐后低血压，因此，首先通过合理的降压治疗使血压达标，尤其是有效降低清晨血压。

老年人服用 α-葡萄糖苷酶抑制剂阿卡波糖 50mg，可显著降低餐后胃肠道的血流量，减少餐后收缩压和舒张压的降低，有效控制症状[240]，适用于合并糖尿病的老年患者。其他可能有效药物包括咖啡因、奥曲肽、瓜尔胶、二肽基肽酶 4 抑制剂、地诺帕明联合米多君及血管加压素等，由于使用方法不明确，疗效缺乏有效验证，副作用较多，难以在临床推广。

3.5.4 晨峰血压升高

晨峰血压增高即清晨起床后 2 小时内的 SBP 平均值-夜间睡眠时 SBP 最低值（夜间血压最低值前后共 3 次 SBP 的平均值）≥35mmHg[23]。我国老年人晨峰血压增高的发生率为 21.6%，高血压患者较正常人更多见[241-242]。

（1）生活方式干预：包括戒烟限酒，低盐饮食，避免情绪波动，保持夜间良好睡眠，晨起后继续卧床片刻、起床动作放缓，起床后避免马上进行较为剧烈的活动。

（2）药物治疗：选择 24 小时平稳降压的长效降压药可以控制清晨血压的大幅波动，并能减少因不能按时服药或漏服导致的晨峰血压增高。此外，维持夜间血压的适度下降（杓型血压），能够有效抑制血压晨峰[243]。非杓型或反杓型的高血压患者，可选择睡前服用长效降压药。国内研究显示，与清晨 6:00~8:00 服药相比，晚间 19:00~21:00 服用硝苯地平控释片可以显著降低清晨血压上升

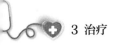

速率[244]。对于超构型者,可以尝试在长效降压药物的基础上,清晨加用短效降压药抑制血压晨峰。

3.5.5 长时血压变异

血压的季节性变化随年龄增长而增加,特别是老年高血压患者,冬季血压明显高于夏季血压[245],这与气温下降、神经内分泌激活、肾脏排钠负荷增加等相关[246]。因此对于老年高血压患者,应根据季节变化及时调整用药方案。

3.5.6 白大衣性高血压

白大衣性高血压指诊室血压≥140/90mmHg,但诊室外血压不高的现象。在整体人群中的发生率约13%,老年人尤其高发,可达40%[21]。家庭自测血压和动态血压监测可以对白大衣性高血压进行鉴别。白大衣性高血压并非完全良性状态,发展为持续性高血压[247]和2型糖尿病[248]的风险更高,总体心血管风险增加[249]。此类患者应完善心血管危险因素筛查,给予生活方式干预,并定期随访。

3.6 老年继发性高血压

在老年高血压患者中,继发性高血压并不少见,常见病因包括肾实质性病变、肾动脉狭窄、原发性醛固酮增多症、嗜铬细胞瘤/副神经节瘤等[250]。此外,老年人常因合并疾病而服用多种药物治疗,应注意药物(如非甾体类抗炎药、甘草等)相关性高血压。

3.6.1 肾实质性高血压

肾实质性高血压是指由肾实质性病变(如肾小球肾炎、间质性肾炎等)所引起的血压升高。提示肾实质性高血压的线索[251]包括①肾损伤的标志:白蛋白尿[尿白蛋白排泄率≥30mg/24h;尿白蛋白/肌酐比值≥30mg/g(或≥3mg/mmol)]、尿沉渣异常、肾小管相关病变、组织学异常、影像学所见结构异常和肾移植病史等;② GFR 下降:eGFR<60ml·min^{-1}·1.73m^{-2}。

肾脏超声是最常用和首选的检查手段。CT 及 MRI 检查常作为重要补充手段。肾活检是肾脏病诊断的金标准。

ACEI 和 ARB 为优选降压药物,尤其适用于合并蛋白尿者;二氢吡啶类 CCB 适用于有明显肾功能异常者,且降压作用不受高盐饮食影响;利尿剂适用于容量负荷过重者,与 ACEI 或 ARB 联用可降低高钾血症风险;β 受体阻滞剂适用于伴快速性心律失常、交感神经活性增高、冠心病或心功能不全者。

3.6.2 原发性醛固酮增多症

原发性醛固酮增多症(primary aldosteronism,PA),简称原醛症,是指肾上腺皮质增生或肿瘤,醛固酮分泌过量,导致体内潴钠排钾,血容量增多,RAS 活性受抑,临床主要表现为高血压伴或不伴低血钾。

需要筛查 PA 的情况如下[252-253]:①持续性血压 >160/100mmHg、RH;②高血压合并自发性或利尿剂所致的低钾血症;③高血压合并肾上腺意外瘤;④早发性高血压家族史或早发(<40 岁)脑血管意外家族史的高血压患者;⑤原醛症患者中存在高血压的一级亲属;⑥高血压合并阻塞型睡眠呼吸暂停低通气综合征。

PA 确诊试验主要为生理盐水试验和卡托普利试验,筛查指标为血浆醛固酮与肾素活性比值。对所有确诊的原醛症患者,推荐行肾上腺 CT 明确肾上腺病变情况。如患者愿意手术治疗且手术可行,推荐行双侧肾上腺静脉取血以明确有无优势分泌。

确诊醛固酮瘤或单侧肾上腺增生患者推荐行腹腔镜下单侧肾上腺切除术,如患者存在手术禁忌或不愿手术,推荐使用醛固酮受体拮抗剂治疗,而特发性醛固酮增多症及糖皮质激素可抑制性醛固酮增多症患者肾上腺切除术效果欠佳,应首选小剂量糖皮质激素[252]。

3.6.3 肾动脉狭窄

老年人动脉粥样硬化引起单侧或双侧肾动脉主干或分支狭窄导致肾缺血引起的血压增高为肾血管性高血压。

需要筛查肾动脉狭窄的情况如下[254]:①持续高血压达 2 级或以上,伴有明确的冠心病、四肢动脉狭窄或颈动脉狭窄等;②高血压合并持续的轻度低血钾;③高血压伴脐周血管杂音;④既往高血压可控制,降压药未变情况下突然血压难以控制;⑤顽固性或恶性高血压;⑥重度高血压患者左心室射血分数正常,但反复出现一过性肺水肿;⑦难以用其他原因解释的肾功能不全或非对称性肾萎缩;⑧服用 ACEI 或 ARB 后出现血肌酐明显升高或伴有血压显著下降;⑨舒张压水平维持在 >90mmHg。

双肾功能超声检查为临床一线检查手段,其可显示肾实质、肾盂、肾动脉主干及肾内血流变化。CTA 具有较高空间分辨率,可对肾动脉主干及分支病变的程度、形式(斑块、钙化及夹层等)及副肾动脉的情况提供详细的信息。肾动脉造影是诊断肾动脉狭窄的金标准,能清晰准确地显示病变的部位、程度,并可同期行介入治疗。

ACEI/ARB 是肾血管性高血压的一线治疗药物,但需注意 ACEI/ARB 慎用于孤立肾或双侧肾动脉狭窄者。肾动脉支架术入选患者需满足两个关键点[254]:①肾动脉狭窄≥70%,且能证明狭窄与血压升高存在因果关系;②顽固性高血压或不用降压药高血压达 3 级水平。对于肾动脉狭窄病变严重但肾动脉解剖学特征不适合行血管介入治疗者,介入治疗失败或产生严重并发症者,肾动脉狭窄伴发腹主动脉病变需行开放手术治疗[255]。

3.6.4 阻塞型睡眠呼吸暂停低通气综合征

睡眠呼吸暂停低通气综合征是以睡眠过程中反复、频繁出现呼吸暂停和低通气为特征,临床上绝大多数患者属于阻塞型睡眠呼吸暂停低通气综合征(obstructive sleep apnea hypopnea syndrome,OSAHS)。需要筛查 OSAHS 的情况如下[256]:①肥胖;②伴鼻咽及颌面部解剖结构异常;③睡眠过程中打鼾,白天嗜睡明显,晨起头痛、口干;④顽固性高血压或隐匿性高血压,晨起高血压,或血压节律呈"非杓型"或"反杓型"改变的高血压;⑤夜间反复发作难以控制的心绞痛;⑥夜间难以纠正的心律失常;⑦顽固性充血性心力衰竭;⑧顽固性难治性糖尿病及胰岛素抵抗;⑨不明原因的肺动脉高压;⑩不明原因的夜间憋醒或夜间发作性疾病。

多导睡眠图监测是诊断 OSAHS 的金标准[256-257],成人 OSAHS 病情根据呼吸暂停低通气指数(apnea hypoventilation index,AHI),即平均每小时睡眠呼吸暂停和低通气的次数,分为轻、中、重度,其中轻度为 5 次/小时 <AHI≤15 次/小时,中度为 15 次/小时 <AHI≤30 次/小时,重度为 AHI>30 次/小时。

无创气道正压通气是目前成人 OSAHS 疗效最为肯定的治疗方法,以持续气道正压通气最为常用[258]。

3.6.5 药物相关性高血压

药物相关性高血压是指由于药物本身药理和(或)毒理作用,药物之间的相互作用,或用药方法不当导致的血压升高。常见的引起血压升高的药物包括:非甾体类抗炎药、激素类(雌激素、促红细胞生成素、糖皮质激素)、抗抑郁药(单胺氧化酶抑制剂、三环类抗抑郁药等)、免疫抑制剂(环孢素 A)、血管生成抑制剂及甘草等,机制主要为水钠潴留、交感神经兴奋性增加和血管收缩等[259-260]。

需要筛查药源性高血压的情况如下[259]:①血压升高与所用药物在时间上有合理关联;②该药物药理作用有致高血压的可能;③有该药单用或合用导致高血压的相关报道;④停药后血压可恢复至用药前水平;⑤药物激发试验可使血压再次升高。

治疗原则包括[259]:①立即停用致高血压药物;②由于病情需要不能停用致高血压药物或停药后血压不能恢复者,监测血压,予降压治疗;③根据具体药物引起血压升高和影响降压药作用的机制,选择合理降压方案;④积极治疗并发症。

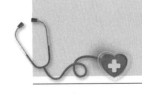

4 社区支持和远程管理

4.1 社区支持

老年高血压患者的特点使得社区环境的支持十分必要。老年患者血压波动大、易发生体位性低血压、餐后低血压、血压昼夜节律异常、白大衣高血压等,同时常合并多种疾病,同时服用多种药物,需要个体化的服药指导;患者自理能力相对下降,行动不便,而社区医疗方便、快捷,集治疗和预防为一体;社区医务人员对居民的健康状况、生活习惯比较了解,干预措施更有针对性。由相对熟悉和信任的社区工作人员引导,能够提高其依从性。除了医疗服务外,社区可以提供细致的亲情、人文关怀。

4.1.1 随访支持

老年高血压患者需要系统、长期的随访和管理,需要依靠社区来完成。社区随访可采用多种方式,如入户随访、家庭监测和远程服务。

4.1.2 健康教育

大部分高血压患者在基层医疗机构就诊,社区卫生服务中心(站)、乡镇卫生院、村卫生所、保健院、健康教育所等在内的基层医疗或健康管理机构和基层医务人员是高血压教育的主要力量。

4.1.3 环境支持

打造有利的社区环境,促进老年高血压患者采纳健康生活方式,鼓励活动能力较好的老年人到社区卫生服务中心定期复诊、接受健康教育,在患者发生心肌梗死、脑卒中等心脑血管意外时便于及时送医。

4.1.4 人文关怀

老年人由于社会角色发生急剧变化,容易产生不良心理变化,并且出现功能衰退、活动受限、情感孤独等问题。如缺乏相应关怀,高血压管理也不能达到理想效果。可针对老年人的特点,进行心理疏导。对于空巢老人,居委会和医疗机构应定期访问,提供情感支持和居家医疗服务。

4.2 远程管理

4.2.1 高血压远程管理的优势

远程动态监测有助于主管医生实时掌握患者血压波动情况,对病情变化进行预判,及时采取治疗措施,防止病情恶化,使患者个体化治疗落实到实处;同时,通过远程视频等技术还可利用优质的专家资源进行培训、咨询和指导,提高诊治水平。

4.2.2 高血压远程管理的内容

主要包括及时监测数据与风险评估、优化治疗、生活方式干预、丰富健康教育内容以及老年人情绪问题处理等。

基于以上功能,高血压远程管理以数据监测为入口,为老年高血压人群打造预防、监测、干预、保障于一体的精准管理体系。将互联网技术的实时性、可及性、个体性优势与老年高血压群体的特殊性糅合,达到优化管理的目的。

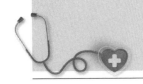

参考文献

（1）Whitworth JA, World Health Organization, International Society of Hypertension Writing Group. 2003 World Health Organization（WHO）/International Society of Hypertension（ISH）statement on management of hypertension. J Hypertens, 2003, 21（11）: 1983-1992.

（2）王薇, 赵冬. 中国老年人高血压的流行病学［J］. 中华老年医学杂志, 2005, 24（4）: 246-247.

（3）李立明, 饶克勤, 孔灵芝, 等. 中国居民 2002 年营养与健康状况调查［J］. 中华流行病学杂志, 2005, 26（7）: 478-484.

（4）李苏宁, 陈祚, 王增武, 等. 我国老年高血压现状分析［J］. 中华高血压杂志, 2019, 27（2）: 140-150.

（5）Wu Y, Huxley R, Li L, et al. Prevalence, awareness, treatment, and control of hypertension in China: data from the China National Nutrition and Health Survey 2002［J］. Circulation, 2008, 118（25）: 2679-2686.

（6）范国辉, 王增武, 林峰, 等. 2013 年北方四区县农村高血压患病率, 知晓率, 治疗率和控制率调查［J］. 中华医学杂志, 2015, 95（8）: 616-620.

（7）Yang L, Yan J, Tang X, et al. Prevalence, awareness, treatment, control and risk factors associated with hypertension among adults in southern China, 2013［J］. PLoS One, 2016, 11（1）: e0146181.

（8）Gu H, Li W, Yang J, et al. hypertension prevalence, awareness, treatment and control among Han and four ethnic minorities（Uygur, Hui, Mongolian and Dai）in China［J］. J Hum Hypertens, 2015, 29（9）: 555-560.

（9）王志军, 柯元南, 周建芝. 老年高血压患者的血压控制现状及影响因素分析［J］. 中华老年心脑血管病杂志, 2008, 10（4）: 246-249.

（10）Aronow WS, Fleg JL, Pepine CJ, et al. ACCF/AHA 2011 expert consensus document on hypertension in the elderly: a report of the American College of Cardiology Foundation Task Force on Clinical Expert Consensus Documents developed in collaboration with the American Academy of Neurology, American Geriatrics Society, American Society for Preventive

Cardiology, American Society of Hypertension, American Society of Nephrology, Association of Black Cardiologists, and European Society of Hypertension[J]. J Am Soc Hypertens, 2011, 5 (4): 259-352.

（11）吴锡桂，段秀芳，黄广勇，等.我国老年人群单纯性收缩期高血压患病率及影响因素[J]. 中华心血管病杂志，2003,31（6）:456-459.

（12）中国老年医学学会高血压分会.高龄老年人血压管理中国专家共识[J].中华高血压杂志，2015,23（12）:1127-1134.

（13）Franklin SS, Wilkinson IB, McEniery CM. Unusual hypertensive phenotypes: what is their significance? [J]. Hypertension, 2012, 59（2）:173-178.

（14）Sheng CS, Liu M, Zeng WF, et al. Four-limb blood pressure as predictors of mortality in elderly Chinese[J]. Hypertension, 2013, 61（6）:1155-1160.

（15）Stergiou GS, Siontis KC, Ioannidis JP. Home blood pressure as a cardiovascular outcome predictor: it's time to take this method seriously[J]. Hypertension, 2010, 55（6）:1301-1303.

（16）Parati G, Stergiou GS, Asmar R, et al. European Society of Hypertension guidelines for blood pressure monitoring at home: a summary report of the Second International Consensus Conference on Home Blood Pressure Monitoring[J]. J Hypertens, 2008, 26（8）:1505-1526.

（17）中国医师协会高血压专业委员会，中国高血压联盟，中华医学会心血管病学分会.家庭血压监测中国专家共识[J].中华高血压杂志，2012,20（6）:525-529.

（18）中国高血压联盟，中国医师协会高血压专业委员会血压测量与监测工作委员会，《中华高血压杂志》编委会.动态血压监测临床应用中国专家共识[J].中华高血压杂志，2015,23（8）:727-730.

（19）Parati G, Stergiou G, O'Brien E, et al. European Society of Hypertension practice guidelines for ambulatory blood pressure monitoring[J]. J Hypertens, 2014, 32（7）:1359-1366.

（20）Li Y, Staessen J A, Lu L, et al. Is isolated nocturnal hypertension a novel clinical entity? Findings from a Chinese population study[J]. Hypertension, 2007, 50（2）:333-339.

（21）中国老年医学学会高血压分会.老年人异常血压波动临床诊疗中国专家共识[J].中华高血压杂志，2017,22（2）:1-11.

（22）华琦，朱玉仑.超声心动图检测年龄进程中心功能的衍变特点[J].中华心血管病杂志，1990,18（4）:212-214.

（23）中国高血压防治指南修订委员会.中国高血压防治指南 2010[J].中华高血压杂志，2011,19（8）:701-743.

（24）赵冬，吴兆苏，王薇，等.中国 11 省市队列人群基线血压和 7 年累积心血管病发病危险

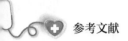

的前瞻性研究［J］. 中华心血管病杂志,2001,29(10):612-617.

(25) Gu D, Gupta A, Muntner P, et al. Prevalence of cardiovascular disease risk factor clustering among the adult population of China:results from the International Collaborative Study of Cardiovascular Disease in Asia(InterAsia)［J］. Circulation,2005,112(5):658-665.

(26) 刘军,王薇,刘静,等. 门诊高血压病患者合并心血管病危险因素及血压控制现况［J］. 中华心血管病杂志,2013,41(12):1050-1054.

(27) Bergman H, Ferrucci L, Guralnik J, et al. Frailty:an emerging research and clinical paradigm--issues and controversies［J］. J Gerontol A Biol Sci Med Sci,2007,62(7):731-737.

(28) Afilalo J, Alexander KP, Mack MJ, et al. Frailty assessment in the cardiovascular care of older adults［J］. J Am Coll Cardiol,2014,63(8):747-762.

(29) 李建华,范利,赵婷,等. 老年高血压患者发生衰弱对预后的影响［J］. 中华老年多器官疾病杂志,2018,17(5):324-328.

(30) Odden MC, Covinsky KE, Neuhaus JM, et al. The association of blood pressure and mortality differs by self-reported walking speed in older Latinos［J］. J Gerontol A Biol Sci Med Sci, 2012,67(9):977-983.

(31) Odden MC, Peralta CA, Haan MN, et al. Rethinking the association of high blood pressure with mortality in elderly adults:the impact of frailty［J］. Arch Intern Med,2012,172(15): 1162-1168.

(32) Peralta CA, Katz R, Newman AB, et al. Systolic and diastolic blood pressure,incident cardiovascular events,and death in elderly persons:the role of functional limitation in the Cardiovascular Health Study［J］. Hypertension,2014,64(3):472-480.

(33) Post Hospers G, Smulders YM, Maier AB, et al. Relation between blood pressure and mortality risk in an older population:role of chronological and biological age［J］. J Intern Med,2015, 277(4):488-497.

(34) Ravindrarajah R, Hazra NC, Hamada S, et al. Systolic blood pressure trajectory,frailty, and all-cause mortality>80 years of age:cohort study using electronic health records［J］. Circulation,2017,135(24):2357-2368.

(35) Peters R, Beckett N, Forette F, et al. Incident dementia and blood pressure lowering in the Hypertension in the Very Elderly Trial cognitive function assessment(HYVET-COG):a double-blind,placebo controlled trial［J］. Lancet Neurol,2008,7(8):683-689.

(36) Pajewski NM, Williamson JD, Applegate WB, et al. Characterizing frailty status in the systolic blood pressure intervention trial［J］. J Gerontol A Biol Sci Med Sci,2016,71(5):649-655.

（37）Williamson JD，Supiano MA，Pajewski NM. Intensive vs standard blood pressure control for older adults-reply［J］. JAMA，2016，316（18）：1923.

（38）Benetos A，Bulpitt CJ，Petrovic M，et al. An expert opinion from the European Society of Hypertension-European Union Geriatric Medicine Society Working Group on the management of hypertension in very old，frail subjects［J］. Hypertension，2016，67（5）：820-825.

（39）Morley JE，Vellas B，van Kan GA，et al. Frailty consensus：a call to action［J］. J Am Med Dir Assoc，2013，14（6）：392-397.

（40）Bursztyn M. Hypertension，its treatment，frailty，falls，and mortality［J］. Hypertension，2017，70（2）：253-254.

（41）中华医学会老年医学分会 . 老年患者衰弱评估与干预中国专家共识［J］. 中华老年医学杂志，2017，36（3）：251-256.

（42）Bromfield SG，Ngameni CA，Colantonio LD，et al. Blood pressure，antihypertensive polypharmacy，frailty，and risk for serious fall injuries among older treated adults with hypertension［J］. Hypertension，2017，70（2）：259-266.

（43）Kojima G. Frailty defined by FRAIL scale as a predictor of mortality：a systematic review and meta-analysis［J］. J Am Med Dir Assoc，2018，19（6）：480-483.

（44）Yano Y，Inokuchi T，Kario K. Walking speed is a useful marker of frailty in older persons［J］. JAMA Intern Med，2013，173（4）：325-326.

（45）Fried LP，Tangen CM，Walston J，et al. Frailty in older adults：evidence for a phenotype［J］. J Gerontol A Biol Sci Med Sci，2001，56（3）：M146-156.

（46）Dent E，Lien C，Lim WS，et al. The Asia-Pacific clinical practice guidelines for the management of frailty［J］. J Am Med Dir Assoc，2017，18（7）：564-575.

（47）Morley JE，Malmstrom TK，Miller DK. A simple frailty questionnaire（FRAIL）predicts outcomes in middle aged African Americans［J］. J Nutr Health Aging，2012，16（7）：601-608.

（48）Gorelick PB，Nyenhuis D，American Society of Hypertension Writing G，et al. Blood pressure and treatment of persons with hypertension as it relates to cognitive outcomes including executive function［J］. J Am Soc Hypertens，2012，6（5）：309-315.

（49）Kennelly SP，Lawlor BA，Kenny RA. Blood pressure and the risk for dementia：a double edged sword［J］. Ageing Res Rev，2009，8（2）：61-70.

（50）中国心血管病预防指南写作组，中华心血管病杂志编辑委员会 . 中国心血管病预防指南（2017）［J］. 中华心血管病杂志，2018，46（1）：10-25.

（51）Williamson JD，Supiano MA，Applegate WB，et al. Intensive vs standard blood pressure

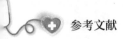
control and cardiovascular disease outcomes in adults aged≥75 years:a randomized clinical trial[J]. JAMA,2016,315(24):2673-2682.

(52) Lonn EM,Bosch J,Lopez-Jaramillo P,et al. Blood-pressure lowering in intermediate-risk persons without cardiovascular disease[J]. N Engl J Med,2016,374(21):2009-2020.

(53) Sundstrom J,Arima H,Jackson R,et al. Effects of blood pressure reduction in mild hypertension:a systematic review and meta-analysis[J]. Ann Intern Med,2015,162(3):184-191.

(54) Wright JT Jr,Williamson JD,Whelton PK,et al. A randomized trial of intensive versus dtandard nlood-pressure control[J]. N Engl J Med,2015,373(22):2103-2116.

(55) Ettehad D,Emdin CA,Kiran A,et al. Blood pressure lowering for prevention of cardiovascular disease and death:a systematic review and meta-analysis[J]. Lancet,2016,387(10022):957-967.

(56) Beckett NS,Peters R,Fletcher AE,et al. Treatment of hypertension in patients 80 years of age or older[J]. N Engl J Med,2008,358(18):1887-1898.

(57) Beckett N,Peters R,Leonetti G,et al. Subgroup and per-protocol analyses from the Hypertension in the Very Elderly Trial[J]. J Hypertens,2014,32(7):1478-1487.

(58) Sacks FM,Svetkey LP,Vollmer WM,et al. Effects on blood pressure of reduced dietary sodium and the Dietary Approaches to Stop Hypertension(DASH)diet. DASH-Sodium Collaborative Research Group[J]. N Engl J Med,2001,344(1):3-10.

(59) Midgley JP,Matthew AG,Greenwood CM,et al. Effect of reduced dietary sodium on blood pressure:a meta-analysis of randomized controlled trials[J]. JAMA,1996,275(20):1590-1597.

(60) Appel LJ,Espeland MA,Easter L,et al. Effects of reduced sodium intake on hypertension control in older individuals:results from the Trial of Nonpharmacologic Interventions in the Elderly(TONE)[J]. Arch Intern Med,2001,161(5):685-693.

(61) Smith SR,Klotman PE,Svetkey LP. Potassium chloride lowers blood pressure and causes natriuresis in older patients with hypertension[J]. J Am Soc Nephrol,1992,2(8):1302-1309.

(62) Fotherby MD,Potter JF. Potassium supplementation reduces clinic and ambulatory blood pressure in elderly hypertensive patients[J]. J Hypertens,1992,10(11):1403-1408.

(63) Cononie CC,Graves JE,Pollock ML,et al. Effect of exercise training on blood pressure in 70-to 79-yr-old men and women[J]. Med Sci Sports Exerc,1991,23(4):505-511.

（64）Dengel DR,Galecki AT,Hagberg JM,et al. The independent and combined effects of weight loss and aerobic exercise on blood pressure and oral glucose tolerance in older men［J］. Am J Hypertens,1998,11（12）:1405-1412.

（65）Taylor DH Jr,Hasselblad V,Henley SJ,et al. Benefits of smoking cessation for longevity［J］. Am J Public Health,2002,92（6）:990-996.

（66）Lightwood JM,Glantz SA. Short-term economic and health benefits of smoking cessation: myocardial infarction and stroke［J］. Circulation,1997,96（4）:1089-1096.

（67）Jaubert MP,Jin Z,Russo C,et al. Alcohol consumption and ambulatory blood pressure:a community-based study in an elderly cohort［J］. Am J Hypertens,2014,27（5）:688-694.

（68）Bansil P,Kuklina EV,Merritt RK,et al. Associations between sleep disorders,sleep duration, quality of sleep,and hypertension:results from the National Health and Nutrition Examination Survey,2005 to 2008［J］. J Clin Hypertens（Greenwich）,2011,13（10）:739-743.

（69）Sheng CS,Cheng YB,Wei FF,et al. Diurnal blood pressure rhythmicity in relation to environmental and genetic cues in untreated referred patients［J］. Hypertension,2017,69（1）: 128-135.

（70）Psaty BM,Lumley T,Furberg CD,et al. Health outcomes associated with various antihypertensive therapies used as first-line agents:a network meta-analysis［J］. JAMA, 2003,289（19）:2534-2544.

（71）Allhat Officers and Coordinators for the Allhat Collaborative Research Group. Major outcomes in high-risk hypertensive patients randomized to angiotensin-converting enzyme inhibitor or calcium channel blocker vs diuretic:The Antihypertensive and Lipid-Lowering Treatment to Prevent Heart Attack Trial（ALLHAT）［J］. JAMA,2002,288（23）:2981-2997.

（72）Julius S,Weber MA,Kjeldsen SE,et al. The Valsartan Antihypertensive Long-Term Use Evaluation（VALUE）trial:outcomes in patients receiving monotherapy［J］. Hypertension, 2006,48（3）:385-391.

（73）Ferrucci L,Guralnik JM,Pahor M,et al. Hospital diagnoses,Medicare charges,and nursing home admissions in the year when older persons become severely disabled［J］. JAMA,1997, 277（9）:728-734.

（74）Curtis LH,Whellan DJ,Hammill BG,et al. Incidence and prevalence of heart failure in elderly persons,1994-2003［J］. Arch Intern Med,2008,168（4）:418-424.

（75）Bleumink GS,Knetsch AM,Sturkenboom MC,et al. Quantifying the heart failure epidemic: prevalence,incidence rate,lifetime risk and prognosis of heart failure The Rotterdam Study［J］.

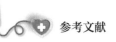

Eur Heart J,2004,25(18):1614-1619.

(76) Bertoni AG,Hundley WG,Massing MW,et al. Heart failure prevalence,incidence,and mortality in the elderly with diabetes[J]. Diabetes Care,2004,27(3):699-703.

(77) Antihypertensive Lipid-Lowering Treatment to Prevent Heart Attack Trial Collaborative Research Group. Diuretic versus alpha-blocker as first-step antihypertensive therapy:final results from the Antihypertensive and Lipid-Lowering Treatment to Prevent Heart Attack Trial (ALLHAT)[J]. Hypertension,2003,42(3):239-246.

(78) Law MR,Morris JK,Wald NJ. Use of blood pressure lowering drugs in the prevention of cardiovascular disease:meta-analysis of 147 randomised trials in the context of expectations from prospective epidemiological studies[J]. BMJ,2009,338:b1665.

(79) Thomopoulos C,Parati G,Zanchetti A. Effects of blood pressure-lowering on outcome incidence in hypertension:5. Head-to-head comparisons of various classes of antihypertensive drugs-overview and meta-analyses[J]. J Hypertens,2015,33(7):1321-1341.

(80) Peart S. Results of MRC(UK)trial of drug therapy for mild hypertension[J]. Clin Invest Med,1987,10(6):616-620.

(81) Mann JF,Schmieder RE,McQueen M,et al. Renal outcomes with telmisartan,ramipril,or both,in people at high vascular risk(the ONTARGET study):a multicentre,randomised, double-blind,controlled trial[J]. Lancet,2008,372(9638):547-553.

(82) Yusuf S,Teo KK,Pogue J,et al. Telmisartan,ramipril,or both in patients at high risk for vascular events[J]. N Engl J Med,2008,358(15):1547-1559.

(83) Schrader J,Luders S,Kulschewski A,et al. Morbidity and mortality after stroke,eprosartan compared with nitrendipine for secondary prevention:principal results of a prospective randomized controlled study(MOSES)[J]. Stroke,2005,36(6):1218-1226.

(84) Group PC. Post-stroke antihypertensive treatment study. A preliminary result[J]. Chin Med J (Engl),1995,108(9):710-717.

(85) Staessen JA,Fagard R,Thijs L,et al. Randomised double-blind comparison of placebo and active treatment for older patients with isolated systolic hypertension. The Systolic Hypertension in Europe(Syst-Eur)Trial Investigators[J]. Lancet,1997,350(9080):757-764.

(86) Gong L,Zhang W,Zhu Y,et al. Shanghai trial of nifedipine in the elderly(STONE)[J]. J Hypertens,1996,14(10):1237-1245.

(87) Brown MJ,Palmer CR,Castaigne A,et al. Morbidity and mortality in patients randomised

to double-blind treatment with a long-acting calcium-channel blocker or diuretic in the International Nifedipine GITS study:Intervention as a Goal in Hypertension Treatment (INSIGHT)[J]. Lancet,2000,356(9227):366-372.

(88) Liu L,Zhang Y,Liu G,et al. The Felodipine Event Reduction(FEVER)Study:a randomized long-term placebo-controlled trial in Chinese hypertensive patients[J]. J Hypertens,2005,23 (12):2157-2172.

(89) Ma W,Zhao L,Hua Q,et al. A18046 levamlodipine maleate or amlodipine besylate for treatment of hypertension:a comparative effectiveness research[J]. J Hypertens,2018,36: e255.

(90) Progress Collaborative Group. Randomised trial of a perindopril-based blood-pressure-lowering regimen among 6,105 individuals with previous stroke or transient ischaemic attack [J]. Lancet,2001,358(9287):1033-1041.

(91) Arima H,Chalmers J,Woodward M,et al. Lower target blood pressures are safe and effective for the prevention of recurrent stroke:the PROGRESS trial[J]. J Hypertens,2006,24(6): 1201-1208.

(92) Patel A,Group AC,MacMahon S,et al. Effects of a fixed combination of perindopril and indapamide on macrovascular and microvascular outcomes in patients with type 2 diabetes mellitus(the ADVANCE trial):a randomised controlled trial[J]. Lancet,2007,370(9590): 829-840.

(93) Lindholm LH,Carlberg B,Samuelsson O. Should beta blockers remain first choice in the treatment of primary hypertension? A meta-analysis[J]. Lancet,2005,366(9496):1545-1553.

(94) Blood Pressure Lowering Treatment Trialists Collaboration,Turnbull F,Neal B,et al. Effects of different regimens to lower blood pressure on major cardiovascular events in older and younger adults:meta-analysis of randomised trials[J]. BMJ,2008,336(7653):1121-1123.

(95) Wald DS,Law M,Morris JK,et al. Combination therapy versus monotherapy in reducing blood pressure:meta-analysis on 11,000 participants from 42 trials[J]. Am J Med,2009,122(3): 290-300.

(96) MacDonald TM,Williams B,Webb DJ,et al. Combination therapy is superior to sequential monotherapy for the initial treatment of hypertension:a double-blind randomized controlled trial[J]. J Am Heart Assoc,2017,6(11):e006986.

(97) Yusuf S,Lonn E,Pais P,et al. Blood-pressure and cholesterol lowering in persons without

cardiovascular disease[J]. N Engl J Med, 2016, 374(21): 2032-2043.

(98) Weir MR, Hsueh WA, Nesbitt SD, et al. A titrate-to-goal study of switching patients uncontrolled on antihypertensive monotherapy to fixed-dose combinations of amlodipine and olmesartan medoxomil +/- hydrochlorothiazide[J]. J Clin Hypertens(Greenwich), 2011, 13(6): 404-412.

(99) Volpe M, Christian Rump L, Ammentorp B, et al. Efficacy and safety of triple antihypertensive therapy with the olmesartan/amlodipine/hydrochlorothiazide combination[J]. Clin Drug Investig, 2012, 32(10): 649-664.

(100) Law MR, Wald NJ, Morris JK, et al. Value of low dose combination treatment with blood pressure lowering drugs: analysis of 354 randomised trials[J]. BMJ, 2003, 326(7404): 1427.

(101) Jamerson K, Weber MA, Bakris GL, et al. Benazepril plus amlodipine or hydrochlorothiazide for hypertension in high-risk patients[J]. N Engl J Med, 2008, 359(23): 2417-2428.

(102) Dahlof B, Devereux RB, Kjeldsen SE, et al. Cardiovascular morbidity and mortality in the Losartan Intervention For Endpoint reduction in hypertension study(LIFE): a randomised trial against atenolol[J]. Lancet, 2002, 359(9311): 995-1003.

(103) Julius S, Kjeldsen SE, Weber M, et al. Outcomes in hypertensive patients at high cardiovascular risk treated with regimens based on valsartan or amlodipine: the VALUE randomised trial[J]. Lancet, 2004, 363(9426): 2022-2031.

(104) Parving HH, Brenner BM, McMurray JJ, et al. Cardiorenal end points in a trial of aliskiren for type 2 diabetes[J]. N Engl J Med, 2012, 367(23): 2204-2213.

(105) Fried LF, Emanuele N, Zhang JH, et al. Combined angiotensin inhibition for the treatment of diabetic nephropathy[J]. N Engl J Med, 2013, 369(20): 1892-1903.

(106) Bangalore S, Kamalakkannan G, Parkar S, et al. Fixed-dose combinations improve medication compliance: a meta-analysis[J]. Am J Med, 2007, 120(8): 713-719.

(107) 王馨, 段雪英, 王增武, 等. 社区复方制剂抗高血压治疗研究: 2年干预效果分析[J]. 中国循环杂志, 2015, 30(5): 449-454.

(108) 中国老年医学学会高血压分会, 中国医师协会高血压专业委员会. 复方利血平氨苯蝶啶片临床应用中国专家共识[J]. 中国心血管杂志, 2016, 21(5): 339-344.

(109) 王鸿懿, 孙宁玲, 荆珊, 等. 复方利血平氨苯蝶啶片(降压0号)与吲达帕胺治疗原发性高血压患者的疗效和安全性——一项随机对照临床研究[J]. 中华高血压杂志, 2016, 24(9): 857-862.

（110）Ambrosius WT,Sink KM,Foy CG,et al. The design and rationale of a multicenter clinical trial comparing two strategies for control of systolic blood pressure:the Systolic Blood Pressure Intervention Trial(SPRINT)[J]. Clin Trials,2014,11(5):532-546.

（111）Cushman WC,Grimm RH Jr,Cutler JA,et al. Rationale and design for the blood pressure intervention of the Action to Control Cardiovascular Risk in Diabetes(ACCORD)trial[J]. Am J Cardiol,2007,99(12A):44i-55i.

（112）Xu W,Goldberg SI,Shubina M,et al. Optimal systolic blood pressure target,time to intensification,and time to follow-up in treatment of hypertension:population based retrospective cohort study[J]. BMJ,2015,350:h158.

（113）Brennan T,Spettell C,Villagra V,et al. Disease management to promote blood pressure control among African Americans[J]. Popul Health Manag,2010,13(2):65-72.

（114）Bosworth HB,Olsen MK,Grubber JM,et al. Two self-management interventions to improve hypertension control:a randomized trial[J]. Ann Intern Med,2009,151(10):687-695.

（115）Bosworth HB,Powers BJ,Olsen MK,et al. Home blood pressure management and improved blood pressure control:results from a randomized controlled trial[J]. Arch Intern Med, 2011,171(13):1173-1180.

（116）Green BB,Cook AJ,Ralston JD,et al. Effectiveness of home blood pressure monitoring,Web communication,and pharmacist care on hypertension control:a randomized controlled trial [J]. JAMA,2008,299(24):2857-2867.

（117）Heisler M,Hofer TP,Schmittdiel JA,et al. Improving blood pressure control through a clinical pharmacist outreach program in patients with diabetes mellitus in 2 high-performing health systems:the adherence and intensification of medications cluster randomized, controlled pragmatic trial[J]. Circulation,2012,125(23):2863-2872.

（118）Margolis KL,Asche SE,Bergdall AR,et al. Effect of home blood pressure telemonitoring and pharmacist management on blood pressure control:a cluster randomized clinical trial[J]. JAMA,2013,310(1):46-56.

（119）Anderson CS,Heeley E,Huang Y,et al. Rapid blood-pressure lowering in patients with acute intracerebral hemorrhage[J]. N Engl J Med,2013,368(25):2355-2365.

（120）Rodriguez-Luna D,Pineiro S,Rubiera M,et al. Impact of blood pressure changes and course on hematoma growth in acute intracerebral hemorrhage[J]. Eur J Neurol,2013,20(9): 1277-1283.

（121）Liu L,Wang Z,Gong L,et al. Blood pressure reduction for the secondary prevention of

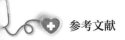
stroke:a Chinese trial and a systematic review of the literature[J]. Hypertens Res,2009,32 (11):1032-1040.

(122) Denardo SJ,Gong Y,Nichols WW,et al. Blood pressure and outcomes in very old hypertensive coronary artery disease patients:an INVEST substudy[J]. Am J Med,2010, 123(8):719-726.

(123) Xie X,Atkins E,Lv J,et al. Effects of intensive blood pressure lowering on cardiovascular and renal outcomes:updated systematic review and meta-analysis[J]. Lancet,2016,387 (10017):435-443.

(124) Yancy CW,Jessup M,Bozkurt B,et al. 2016 ACC/AHA/HFSA Focused Update on New Pharmacological Therapy for Heart Failure:An Update of the 2013 ACCF/AHA Guideline for the Management of Heart Failure:A Report of the American College of Cardiology/American Heart Association Task Force on Clinical Practice Guidelines and the Heart Failure Society of America[J]. J Am Coll Cardiol,2016,68(13):1476-1488.

(125) Thomopoulos C,Parati G,Zanchetti A. Effects of blood pressure lowering on outcome incidence in hypertension:7. Effects of more vs. less intensive blood pressure lowering and different achieved blood pressure levels-updated overview and meta-analyses of randomized trials[J]. J Hypertens,2016,34(4):613-622.

(126) Goldstein RE,Boccuzzi SJ,Cruess D,et al. Diltiazem increases late-onset congestive heart failure in postinfarction patients with early reduction in ejection fraction. The Adverse Experience Committee;and the Multicenter Diltiazem Postinfarction Research Group[J]. Circulation,1991,83(1):52-60.

(127) Redfield MM,Chen HH,Borlaug BA,et al. Effect of phosphodiesterase-5 inhibition on exercise capacity and clinical status in heart failure with preserved ejection fraction:a randomized clinical trial[J]. JAMA,2013,309(12):1268-1277.

(128) Zheng Y,Cai GY,Chen XM,et al. Prevalence,awareness,treatment,and control of hypertension in the non-dialysis chronic kidney disease patients[J]. Chin Med J(Engl), 2013,126(12):2276-2280.

(129) Grossman E,Messerli FH. Drug-induced hypertension:an unappreciated cause of secondary hypertension[J]. Am J Med,2012,125(1):14-22.

(130) He FJ,Li J,MacGregor GA. Effect of longer term modest salt reduction on blood pressure: Cochrane systematic review and meta-analysis of randomized trials[J]. BMJ,2013,346: f1325.

（131）Chopra S, Cherian D, Jacob JJ. The thyroid hormone, parathyroid hormone and vitamin D associated hypertension[J]. Ind J Endocrinol Metab, 2011, 15(Suppl4):S354-S360.

（132）Bosworth C, Sachs MC, Duprez D, et al. Parathyroid hormone and arterial dysfunction in the multi-ethnic study of atherosclerosis[J]. Clin Endocrinol(Oxf), 2013, 79(3):429-436.

（133）Sim JJ, Shi J, Kovesdy CP, et al. Impact of achieved blood pressures on mortality risk and end-stage renal disease among a large, diverse hypertension population[J]. J Am Coll Cardiol, 2014, 64(6):588-597.

（134）Ogihara T, Saruta T, Rakugi H, et al. Target blood pressure for treatment of isolated systolic hypertension in the elderly: valsartan in elderly isolated systolic hypertension study[J]. Hypertension, 2010, 56(2):196-202.

（135）Kovesdy CP, Bleyer AJ, Molnar MZ, et al. Blood pressure and mortality in U. S. veterans with chronic kidney disease: a cohort study[J]. Ann Intern Med, 2013, 159(4):233-242.

（136）Weiss JW, Peters D, Yang X, et al. Systolic BP and mortality in older adults with CKD[J]. Clin J Am Soc Nephrol, 2015, 10(9):1553-1559.

（137）Flack JM, Calhoun D, Schiffrin EL. The new ACC/AHA hypertension guidelines for the prevention, detection, evaluation, and management of high blood pressure in adults[J]. Am J Hypertens, 2018, 31(2):133-135.

（138）Becker GJ, Wheeler DC, Zeeuw DD, et al. Kidney disease: Improving global outcomes (KDIGO) blood pressure work group. KDIGO clinical practice guideline for the management of blood pressure in chronic kidney disease[J]. Kidney Int Supplements, 2012, 2(5):337-414.

（139）Unger T. The ongoing telmisartan alone and in combination with ramipril global endpoint trial program[J]. Am J Cardiol, 2003, 91(10A):28G-34G.

（140）Tomiyama H, Doba N. ALLHAT[Antihypertensive and Lipid Lowering Treatment to Prevent Heart Attack Trial][J]. Nihon Rinsho, 2001, 59(Suppl 3):393-397.

（141）Holman RR, Paul SK, Bethel MA, et al. Long-term follow-up after tight control of blood pressure in type 2 diabetes[J]. N Engl J Med, 2008, 359(15):1565-1576.

（142）Bangalore S, Kumar S, Lobach I, et al. Blood pressure targets in subjects with type 2 diabetes mellitus/impaired fasting glucose: observations from traditional and bayesian random-effects meta-analyses of randomized trials[J]. Circulation, 2011, 123(24):2799-2810, 2799 p following 2810.

（143）Ferrannini E, Cushman WC. Diabetes and hypertension: the bad companions[J]. Lancet,

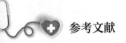
2012,380(9841):601-610.

(144) Brunstrom M,Carlberg B. Effect of antihypertensive treatment at different blood pressure levels in patients with diabetes mellitus:systematic review and meta-analyses[J]. BMJ, 2016,352:i717.

(145) Emdin CA,Rahimi K,Neal B,et al. Blood pressure lowering in type 2 diabetes:a systematic review and meta-analysis[J]. JAMA,2015,313(6):603-615.

(146) Accord Study Group,Cushman WC,Evans GW,et al. Effects of intensive blood-pressure control in type 2 diabetes mellitus[J]. N Engl J Med,2010,362(17):1575-1585.

(147) Thomopoulos C,Parati G,Zanchetti A. Effects of blood-pressure-lowering treatment on outcome incidence in hypertension:10-Should blood pressure management differ in hypertensive patients with and without diabetes mellitus? Overview and meta-analyses of randomized trials[J]. J Hypertens,2017,35(5):922-944.

(148) Pohl MA,Blumenthal S,Cordonnier DJ,et al. Independent and additive impact of blood pressure control and angiotensin II receptor blockade on renal outcomes in the irbesartan diabetic nephropathy trial:clinical implications and limitations[J]. J Am Soc Nephrol, 2005,16(10):3027-3037.

(149) Heart Outcomes Prevention Evaluation Study Investigators,Yusuf S,Sleight P,et al. Effects of an angiotensin-converting-enzyme inhibitor,ramipril,on cardiovascular events in high-risk patients[J]. N Engl J Med,2000,342(3):145-153.

(150) Mancia G,Fagard R,Narkiewicz K,et al. 2013 ESH/ESC guidelines for the management of arterial hypertension:the Task Force for the Management of Arterial Hypertension of the European Society of Hypertension(ESH)and of the European Society of Cardiology(ESC)[J]. Eur Heart J,2013,34(28):2159-2219.

(151) Hackam DG,Quinn RR,Ravani P,et al. The 2013 Canadian Hypertension Education Program recommendations for blood pressure measurement,diagnosis,assessment of risk, prevention,and treatment of hypertension[J]. Can J Cardiol,2013,29(5):528-542.

(152) Lv J,Ehteshami P,Sarnak MJ,et al. Effects of intensive blood pressure lowering on the progression of chronic kidney disease:a systematic review and meta-analysis[J]. CMAJ, 2013,185(11):949-957.

(153) Weber MA,Bakris GL,Jamerson K,et al. Cardiovascular events during differing hypertension therapies in patients with diabetes[J]. J Am Coll Cardiol,2010,56(1):77-85.

(154) Nathan S,Pepine CJ,Bakris GL. Calcium antagonists:effects on cardio-renal risk in

hypertensive patients[J]. Hypertension,2005,46(4):637-642.

(155) Kostis JB,Wilson AC,Freudenberger RS,et al. Long-term effect of diuretic-based therapy on fatal outcomes in subjects with isolated systolic hypertension with and without diabetes[J]. Am J Cardiol,2005,95(1):29-35.

(156) 中华医学会内分泌学分会. 中国糖尿病患者血压管理的专家共识[J]. 中华内分泌代谢杂志,2012,28(8):614-618.

(157) 比索洛尔多中心研究协作组. 国产比索洛尔对高血压 2 型糖尿病患者糖代谢的影响[J]. 中华内科杂志,2005,44(7):503-505.

(158) Yang W,Zhou YJ,Fu Y,et al. A multicenter,randomized,trial comparing urapidil and nitroglycerin in multifactor heart failure in the elderly[J]. Am J Med Sci,2015,350(2):109-115.

(159) Calhoun DA,Jones D,Textor S,et al. Resistant hypertension:diagnosis,evaluation,and treatment. A scientific statement from the American Heart Association Professional Education Committee of the Council for High Blood Pressure Research[J]. Hypertension,2008,51(6):1403-1419.

(160) Hla KM,Feussner JR. Screening for pseudohypertension. A quantitative,noninvasive approach[J]. Arch Intern Med,1988,148(3):673-676.

(161) Forman JP,Stampfer MJ,Curhan GC. Non-narcotic analgesic dose and risk of incident hypertension in US women[J]. Hypertension,2005,46(3):500-507.

(162) Conlin PR,Moore TJ,Swartz SL,et al. Effect of indomethacin on blood pressure lowering by captopril and losartan in hypertensive patients[J]. Hypertension,2000,36(3):461-465.

(163) Whelton A,White WB,Bello AE,et al. Effects of celecoxib and rofecoxib on blood pressure and edema in patients>or=65 years of age with systemic hypertension and osteoarthritis[J]. Am J Cardiol,2002,90(9):959-963.

(164) Mansoor GA. Herbs and alternative therapies in the hypertension clinic[J]. Am J Hypertens,2001,14(9 Pt 1):971-975.

(165) Walker BR,Edwards CR. Licorice-induced hypertension and syndromes of apparent mineralocorticoid excess[J]. Endocrinol Metab Clin North Am,1994,23(2):359-377.

(166) Pimenta E,Gaddam KK,Oparil S,et al. Effects of dietary sodium reduction on blood pressure in subjects with resistant hypertension:results from a randomized trial[J]. Hypertension,2009,54(3):475-481.

(167) Williams B,MacDonald TM,Morant SV,et al. Endocrine and haemodynamic changes in

resistant hypertension, and blood pressure responses to spironolactone or amiloride: the PATHWAY-2 mechanisms substudies[J]. Lancet Diabetes Endocrinol, 2018, 6(6): 464-475.

(168) Chiang CE, Wang TD, Ueng KC, et al. 2015 guidelines of the Taiwan Society of Cardiology and the Taiwan Hypertension Society for the management of hypertension[J]. J Chin Med Assoc, 2015, 78(1): 1-47.

(169) Williams B, MacDonald TM, Morant S, et al. Spironolactone versus placebo, bisoprolol, and doxazosin to determine the optimal treatment for drug-resistant hypertension(PATHWAY-2): a randomised, double-blind, crossover trial[J]. Lancet, 2015, 386(10008): 2059-2068.

(170) Rodilla E, Costa JA, Perez-Lahiguera F, et al. Spironolactone and doxazosin treatment in patients with resistant hypertension[J]. Rev Esp Cardiol, 2009, 62(2): 158-166.

(171) Whelton PK, Carey RM, Aronow WS, et al. 2017 ACC/AHA/AAPA/ABC/ACPM/AGS/ APhA/ASH/ASPC/NMA/PCNA Guideline for the Prevention, Detection, Evaluation, and Management of High Blood Pressure in Adults: A Report of the American College of Cardiology/American Heart Association Task Force on Clinical Practice Guidelines[J]. Hypertension, 2018, 71(6): e13-e115.

(172) Bisognano JD, Bakris G, Nadim MK, et al. Baroreflex activation therapy lowers blood pressure in patients with resistant hypertension: results from the double-blind, randomized, placebo-controlled rheos pivotal trial[J]. J Am Coll Cardiol, 2011, 58(7): 765-773.

(173) Bakris GL, Nadim MK, Haller H, et al. Baroreflex activation therapy provides durable benefit in patients with resistant hypertension: results of long-term follow-up in the Rheos Pivotal Trial[J]. J Am Soc Hypertens, 2012, 6(2): 152-158.

(174) Geisler BP, Egan BM, Cohen JT, et al. Cost-effectiveness and clinical effectiveness of catheter-based renal denervation for resistant hypertension[J]. J Am Coll Cardiol, 2012, 60(14): 1271-1277.

(175) Rosa J, Widimsky P, Waldauf P, et al. Role of adding spironolactone and renal denervation in true resistant hypertension: one-year outcomes of randomized PRAGUE-15 study[J]. Hypertension, 2016, 67(2): 397-403.

(176) Bhatt DL, Kandzari DE, O'Neill WW, et al. A controlled trial of renal denervation for resistant hypertension[J]. N Engl J Med, 2014, 370(15): 1393-1401.

(177) 中国医师协会急诊医师分会, 中国高血压联盟, 北京高血压防治协会. 中国急诊高血压诊疗专家共识(2017修订版)[J]. 中国急救医学, 2018, 38(1): 1-13.

（178）Manning L, Robinson TG, Anderson CS. Control of blood pressure in hypertensive neurological emergencies[J]. Curr Hypertens Rep, 2014, 16(6):436.

（179）Price R S, Kasner S E. Hypertension and hypertensive encephalopathy[J]. Handb Clin Neurol, 2014, 119:161-167.

（180）Anderson CS, Huang Y, Wang JG, et al. Intensive blood pressure reduction in acute cerebral haemorrhage trial (INTERACT): a randomised pilot trial[J]. Lancet Neurol, 2008, 7(5): 391-399.

（181）Qureshi AI, Palesch YY, Barsan WG, et al. Intensive blood-pressure lowering in patients with acute cerebral hemorrhage[J]. N Engl J Med, 2016, 375(11):1033-1043.

（182）Togashi K, Joffe AM, Sekhar L, et al. Randomized pilot trial of intensive management of blood pressure or volume expansion in subarachnoid hemorrhage (IMPROVES)[J]. Neurosurgery, 2015, 76(2):125-134.

（183）Hemphill JC 3rd, Greenberg SM, Anderson CS, et al. Guidelines for the management of spontaneous intracerebral hemorrhage: a guideline for healthcare professionals from the American Heart Association/American Stroke Association[J]. Stroke, 2015, 46(7):2032-2060.

（184）Lee M, Ovbiagele B, Hong KS, et al. Effect of blood pressure lowering in early ischemic stroke: meta-analysis[J]. Stroke, 2015, 46(7):1883-1889.

（185）中华医学会神经病学分会, 中华医学会神经病学分会脑血管病 7 组. 中国急性缺血性脑卒中诊治指南 2014[J]. 中华神经科杂志, 2015, 48(4):246-257.

（186）Ohishi M, Takagi T, Ito N, et al. Renal-protective effect of T-and L-type calcium channel blockers in hypertensive patients: an Amlodipine-to-Benidipine Changeover (ABC) study[J]. Hypertens Res, 2007, 30(9):797-806.

（187）Hasebe N, Kikuchi K, NICE Combi Study Group. Controlled-release nifedipine and candesartan low-dose combination therapy in patients with essential hypertension: the NICE Combi (Nifedipine and Candesartan Combination) Study[J]. J Hypertens, 2005, 23(2): 445-453.

（188）Nonaka K, Ubara Y, Sumida K, et al. Clinical and pathological evaluation of hypertensive emergency-related nephropathy[J]. Intern Med, 2013, 52(1):45-53.

（189）Dupont M, Mullens W, Finucan M, et al. Determinants of dynamic changes in serum creatinine in acute decompensated heart failure: the importance of blood pressure reduction during treatment[J]. Eur J Heart Fail, 2013, 15(4):433-440.

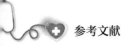

（190）Peacock WF, Chandra A, Char D, et al. Clevidipine in acute heart failure: Results of the A Study of Blood Pressure Control in Acute Heart Failure-A Pilot Study (PRONTO) [J]. Am Heart J, 2014, 167 (4): 529-536.

（191）Yang W, Zhou YJ, Fu Y, et al. Efficacy and safety of intravenous urapidil for older hypertensive patients with acute heart failure: a multicenter randomized controlled trial [J]. Yonsei Med J, 2017, 58 (1): 105-113.

（192）Listed N. Randomised trial of intravenous atenolol among 16 027 cases of suspected acute myocardial infarction: ISIS-1. First International Study of Infarct Survival Collaborative Group [J]. Lancet, 1986, 328 (8498): 57-66.

（193）Listed N. Comparison of invasive and conservative strategies after treatment with intravenous tissue plasminogen activator in acute myocardial infarction. Results of the thrombolysis in myocardial infarction (TIMI) phase II trial. The TIMI Study Group [J]. N Engl J Med, 1989, 320 (10): 618-627.

（194）Bryan W, Giuseppe M, Wilko S, et al. 2018 ESC/ESH Guidelines for the management of arterial hypertension [J]. Eur Heart J, 2018, 39 (33): 1-98.

（195）Erbel R, Aboyans V, Boileau C, et al. 2014 ESC Guidelines on the diagnosis and treatment of aortic diseases: Document covering acute and chronic aortic diseases of the thoracic and abdominal aorta of the adult. The Task Force for the Diagnosis and Treatment of Aortic Diseases of the European Society of Cardiology (ESC) [J]. Eur Heart J, 2014, 35 (41): 2873-2926.

（196）Kistler PM, Sanders P, Fynn SP, et al. Electrophysiologic and electroanatomic changes in the human atrium associated with age [J]. J Am Coll Cardiol, 2004, 44 (1): 109-116.

（197）January CT, Wann LS, Alpert JS, et al. 2014 AHA/ACC/HRS guideline for the management of patients with atrial fibrillation: a report of the American College of Cardiology/American Heart Association Task Force on Practice Guidelines and the Heart Rhythm Society [J]. J Am Coll Cardiol, 2014, 64 (21): e1-76.

（198）Aronsson M, Svennberg E, Rosengvist M, et al. Cost-effectiveness of mass screening for untreated atrial fibrillation using intermittent ECG recording [J]. Europace, 2015, 17 (7): 1023-1029.

（199）Rizos R, Güntner J, Jenetzky E, et al. Continuous stroke unit electrocardiographic monitoring versus 24-hour holter electrocardiography for detection of paroxysmal atrial fibrillation after stroke [J]. Stroke, 2012, 43 (10): 2689-2694.

（200）Levin LA，Husberg M，Sobocinski PD，et al. A cost-effectiveness analysis of screening for silent atrial fibrillation after ischaemic stroke［J］. Europace，2015，17（2）：207-214.

（201）Wachtell K，Lehto M，Gerdts E，et al. Angiotensin II receptor blockade reduces new-onset atrial fibrillation and subsequent stroke compared to atenolol：The Losartan Intervention For End point reduction in hypertension（LIFE）study［J］. J Am Coll Cardiol，2005，45（5）：712-719.

（202）Lip GYH，Coca A，Kahan T，et al. Hypertension and cardiac arrhythmias：a consensus document from the European Heart Rhythm Association（EHRA）and ESC Council on Hypertension，endorsed by the Heart Rhythm Society（HRS），Asia-Pacific Heart Rhythm Society（APHRS）and Sociedad Latinoamericana de Estimación Cardíaca y Electrofisiología（SOLEACE）［J］. Europace，2017，19（6）：891-911.

（203）Felmeden DC，Lip GY. Antithrombotic therapy in hypertension：a cochrane systematic review［J］. J Hum Hypertens，2005，19（3）：185-196.

（204）Haywood LJ，Ford CE，Crow RS，et al. Atrial fibrillation at baseline and during follow-up in ALLHAT（Antihypertensive and Lipid-Lowering Treatment to Prevent Heart Attack Trial）［J］. J Ame Coll Cardiol，2009，54（22）：2023-2031.

（205）Marott SC，Nielsen SF，Benn M，et al. Antihypertensive treatment and risk of atrial fibrillation：a nationwide study［J］. Eur Heart J，2014，35（18）：1205-1214.

（206）Chao TF，Liu CJ，Wang KL，et al. Should atrial fibrillation patients with 1 additional risk factor of the CHA2DS2-VASc score（beyond sex）receive oral anticoagulation？［J］. J Am Coll Cardiol，2015，65（7）：635-642.

（207）Lip GYH，Skjøth F，Rasmussen LH，et al. Oral anticoagulation，aspirin，or no therapy in patients with nonvalvular AF with 0 or 1 stroke risk factor based on the CHA 2 DS 2-VASc score［J］. J Ame Coll Cardiol，2015，65（14）：1385-1394.

（208）Friberg L，Rosenqvist M，Lip GY. Evaluation of risk stratification schemes for ischaemic stroke and bleeding in 182 678 patients with atrial fibrillation：the Swedish Atrial Fibrillation cohort study［J］. Eur Heart J，2012，33（12）：1500-1510.

（209）Dix P，Howell S. Survey of cancellation rate of hypertensive patients undergoing anaesthesia and elective surgery［J］. Br J Anaesth，2002，86（6）：789-793.

（210）Haas CE，Leblanc JM. Acute postoperative hypertension：a review of therapeutic options［J］. Am J Health Syst Pharm，2004，61（16）：1674-1675.

（211）Cheung AT. Exploring an optimum intra/postoperative management strategy for acute

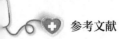

hypertension in the cardiac surgery patient[J]. J Card Surg,2010,21(Suppl 1):S8-S14.

(212) Kwon S,Thompson R,Florence M,et al. beta-blocker continuation after noncardiac surgery: a report from the surgical care and outcomes assessment program[J]. Arch Surg,2012,147 (5):467-473.

(213) Shen WK,Sheldon RS,Benditt DG,et al. 2017 ACC/AHA/HRS Guideline for the Evaluation and Management of Patients With Syncope:Executive Summary:A Report of the American College of Cardiology/American Heart Association Task Force on Clinical Practice Guidelines and the Heart Rhythm Society[J]. J Ame Coll Cardiol,2017,70(5):620-663.

(214) Freeman R,Wieling W,Axelrod FB,et al. Consensus statement on the definition of orthostatic hypotension,neurally mediated syncope and the postural tachycardia syndrome [J]. Clin Auton Res,2011,21(2):69-72.

(215) Joseph A,Wanono R,Flamant M,et al. Orthostatic hypotension:a review[J]. Nephrol Ther, 2017,13(Suppl 1):S55-S67.

(216) Gibbons CH,Schmidt P,Biaggioni I,et al. The recommendations of a consensus panel for the screening,diagnosis,and treatment of neurogenic orthostatic hypotension and associated supine hypertension[J]. J Neurol,2017,264(8):1567-1582.

(217) Rose KM,Eigenbrodt ML,Biga RL,et al. Orthostatic hypotension predicts mortality in middle-aged adults:the Atherosclerosis Risk in Communities(ARIC)study[J]. Circulation, 2006,114(7):630-636.

(218) Ricci F,Fedorowski A,Radico F,et al. Cardiovascular morbidity and mortality related to orthostatic hypotension:a meta-analysis of prospective observational studies[J]. Eur Heart J, 2015,36(25):1609-1617.

(219) Ooi WL,Hossain M,Lipsitz LA. The association between orthostatic hypotension and recurrent falls in nursing home residents[J]. Am J Med,2000,108(2):106-111.

(220) Arnold AC,Raj SR. Orthostatic hypotension:a practical approach to investigation and management[J]. Can J Cardiol,2017,33(12):1725-1728.

(221) Ong HL,Abdin E,Seow E,et al. Prevalence and associative factors of orthostatic hypotension in older adults:results from the Well-being of the Singapore Elderly(WiSE)study[J]. Arch Gerontol Geriatr,2017,72(24):146-152.

(222) Shibao C,Lipsitz LA,Biaggioni I. ASH position paper:evaluation and treatment of orthostatic hypotension[J]. J Clin Hypertens(Greenwich),2013,15(3):147-153.

(223) Brignole M,Moya A,de Lange FJ,et al. 2018 ESC Guidelines for the diagnosis and

management of syncope［J］. Eur Heart J,2018,39（21）:1883-1948.

（224）Chisholm P,Anpalahan M. Orthostatic hypotension:pathophysiology,assessment,treatment and the paradox of supine hypertension［J］. Intern Med J,2017,47（4）:370-379.

（225）Arnold AC,Okamoto LE,Alfredo G,et al. Angiotensin II,independent of plasma renin activity,contributes to the hypertension of autonomic failure［J］. Hypertension,2013,61（3）: 701-706.

（226）Shannon J,Jordan J,Costa F,et al. The hypertension of autonomic failure and its treatment ［J］. Hypertension,1997,30（5）:1062-1067.

（227）Staessen JA,Gasowski J,Wang JG,et al. Risks of untreated and treated isolated systolic hypertension in the elderly:meta-analysis of outcome trials［J］. Lancet,2000,355（9207）: 865-872.

（228）华琦,皮林,李东宝,等. 高血压病患者昼夜血压节律对心脏结构和功能的影响［J］. 中华心血管病杂志,2003,31（8）:594-596.

（229）Hansen TW,Li Y,Boggia J,et al. Predictive role of the nighttime blood pressure［J］. Hypertension,2011,57（1）:3-10.

（230）Metoki H,Ohkubo TM,Asayama K,et al. Prognostic significance for stroke of a morning pressor surge and a nocturnal blood pressure decline:the Ohasama study［J］. Hypertension, 2006,47（2）:149-154.

（231）Paolo V,Fabio A,Giovanni M,et al. Day-night dip and early-morning surge in blood pressure in hypertension:prognostic implications［J］. Hypertension,2012,60（1）:34-42.

（232）Hermida RC,Ayala DE,Mojón A,et al. Decreasing sleep-time blood pressure determined by ambulatory monitoring reduces cardiovascular risk［J］. J Am Coll Cardiol,2011,58（11）: 1165-1173.

（233）Park S,Jastremski CA,Wallace JP. Time of day for exercise on blood pressure reduction in dipping and nondipping hypertension［J］. J Hum Hypertens,2005,19（8）:597-605.

（234）Takeda A,Toda T,Fujii T,et al. Bedtime administration of long-acting antihypertensive drugs restores normal nocturnal blood pressure fall in nondippers with essential hypertension ［J］. Clin Exp Nephrol,2009,13（5）:467-472.

（235）路岩,朱丹,郝宇,等. 住院老年高血压患者伴发餐后低血压的临床观察［J］. 中华高血压杂志,2017,25（2）:145-151.

（236）Kazushi D,Kazuyo I,Iwao S,et al. Effects of daily water drinking on orthostatic and postprandial hypotension in patients with multiple system atrophy［J］. J Neurol,2007,254

（6）：735-740.

（237）Gentilcore D，Hausken T，Meyer JH，et al. Effects of intraduodenal glucose，fat，and protein on blood pressure，heart rate，and splanchnic blood flow in healthy older subjects[J]. Am J Clin Nutr，2008，87（1）：156-161.

（238）Nair S，Visvanathan R，Gentilcore D. Intermittent walking：a potential treatment for older people with postprandial hypotension[J]. J Am Med Dir Assoc，2015，16（2）：160-164.

（239）Oberman AS，Harada RK，Gagnon MM，et al. Effects of postprandial walking exercise on meal-related hypotension in frail elderly patients[J]. Am J Cardiol，1999，84（9）：1130-1132.

（240）Qiao W，Li J，Li Y，et al. Acarbose，the α-glucosidase inhibitor，attenuates the blood pressure and splanchnic blood flow responses to meal in elderly patients with postprandial hypotension concomitant with abnormal glucose metabolism[J]. Blood Press Monit，2016，21（1）：38-42.

（241）谢志泉，林仲秋，王银玲，等. 广州军队高龄老年高血压的特点[J]. 中华高血压杂志，2011，19（6）：557-560.

（242）王银玲，谢志泉，邓玉，等. 中老年男性高血压患者血压晨峰临床分析[J]. 中华内科杂志，2011，50（12）：1030-1033.

（243）孙宁玲，喜杨，荆珊，等. 左旋氨氯地平的时间药理学对纠正老年非杓型高血压的作用[J]. 中华高血压杂志，2007，15（1）：26-29.

（244）许耀，郝云霞，崔爱东，等. 硝苯地平控释片不同时间给药对高血压患者血压变异性的影响[J]. 中华高血压杂志，2015，23（6）：543-548.

（245）Charach G，Rabinovich PD，Weintraub M. Seasonal changes in blood pressure and frequency of related complications in elderly israeli patients with essential hypertension[J]. Gerontology，2004，50（5）：315-321.

（246）苏海. 血压的季节性变化[J]. 中华高血压杂志，2009，17（10）：880-883.

（247）Ohkubo T，Kikuya M，Metoki H，et al. Prognosis of "masked" hypertension and "white-coat" hypertension detected by 24-h ambulatory blood pressure monitoring 10-year follow-up from the Ohasama study[J]. J Am Coll Cardiol，2005，46（3）：508-515.

（248）Miki H，Akira M，Kei A，et al. Relationship of dysregulation of glucose metabolism with white-coat hypertension：the Ohasama study[J]. Hypertens Res，2010，33（9）：937-943.

（249）Tientcheu D，Ayers C，Das SR，et al. Target organ complications and cardiovascular events associated with masked hypertension and white-coat hypertension：analysis from the Dallas heart study[J]. J Ame Coll Cardiol，2015，66（20）：2159-2169.

（250）王磊,李南方,周克明,等.难以控制的高血压628例病因分析［J］.中华心血管病杂志,
2009,37（2）:138-141.

（251）上海慢性肾脏病早发现及规范化诊治与示范项目专家组.慢性肾脏病筛查诊断及防
治指南［J］.中国实用内科杂志,2017,37（1）:28-34.

（252）Funder JW,Carey RM,Mantero F,et al. The management of primary aldosteronism:case
detection,diagnosis,and treatment:an endocrine society clinical practice guideline［J］. J
Clin Endocrinol Metab,2016,101（5）:1889-1916.

（253）中华医学会内分泌学分会肾上腺学组.原发性醛固酮增多症诊断治疗的专家共识［J］.
中华内分泌代谢杂志,2016,32（3）:188-195.

（254）中国医疗保健国际交流促进会血管疾病高血压分会专家共识起草组.肾动脉狭窄的
诊断和处理中国专家共识［J］.中国循环杂志,2017,32（9）:835-844.

（255）Abela R,Ivanova S,Lidder S,et al. An analysis comparing open surgical and endovascular
treatment of atherosclerotic renal artery stenosis［J］. Eur J Vasc Endovasc Surg,2009,38（6）:
666-675.

（256）中国医师协会高血压专业委员会,中华医学会呼吸病学分会睡眠呼吸障碍学组.阻塞
性睡眠呼吸暂停相关性高血压临床诊断和治疗专家共识［J］.中国呼吸与危重监护杂
志,2013,12（5）:435-441.

（257）Kushida CA,Littner MR,Morgenthaler T,et al. Practice parameters for the indications for
polysomnography and related procedures:an update for 2005［J］. Sleep,2005,28（4）:499-
521.

（258）中华医学会呼吸病学分会睡眠呼吸障碍学组.阻塞性睡眠呼吸暂停低通气综合征患
者持续气道正压通气临床应用专家共识（草案）［J］.中华结核和呼吸杂志,2012,35
（1）:13-18.

（259）王晓宇,孙丽,李悦.药源性高血压［J］.中华高血压杂志,2012,20（12）:1188-1190.

（260）Virdis A,Ghiadoni L,Taddei S,et al. Clinical management of drug-induced hypertension:
2013 Practical Recommendations of the Italian Society of Hypertension（SIIA）［J］. High
Blood Press Cardiovasc Prev,2014,21（1）:77-79.